GUIDE

DE LA

MÉNAGÈRE.

Les contrefacteurs seront poursuivis selon toute la rigueur de la loi.

Extrait du Code pénal.

Art. 425. Toute édition d'écrits, de composition musicale, de dessin, de peinture ou de toute autre production, imprimée ou gravée EN ENTIER OU EN PARTIE, au mépris des lois et règlemens relatifs à la propriété des auteurs, est une contrefaçon, et toute contrefaçon est un délit.

Art. 427. La peine contre le contrefacteur, et contre l'introducteur, sera une amende de cent francs au moins et de deux mille francs au plus, et contre le débitant, une amende de vingt-cinq francs au moins et de cinq cents francs au plus.

La confiscation de l'édition contrefaite sera prononcée tant contre le contrefacteur que contre l'introducteur et le débitant.

Les planches, moules et matrices des objets contrefaits seront aussi confisqués.

TRAITÉ

DES ALIMENS,

LEURS QUALITÉS, LEURS EFFETS,

ET DU CHOIX QUE L'ON DOIT EN FAIRE,

SELON L'AGE,

LE SEXE, LE TEMPÉRAMENT,

LA PROFESSION, LES CLIMATS, LES HABITUDES

ET LES MALADIES,

PENDANT LA GROSSESSE, L'ALLAITEMENT, ETC.;

PAR M. A. GAUTIER,

DOCTEUR EN MÉDECINE,

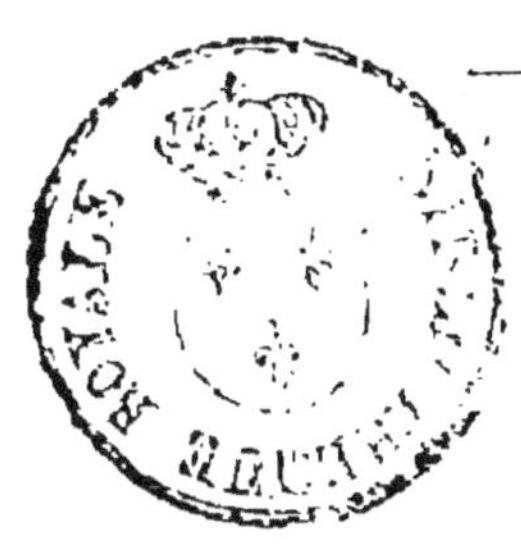

PARIS,

AUDOT, ÉDITEUR,

RUE DES MAÇONS-SORBONNE, N° 11.

1828.

IMPRIMERIE DE A. HENRY,

Rue Gît-le-Cœur , n° 8.

PRÉFACE.

En jetant un coup d'œil sur l'histoire de la médecine on voit que le régime a été pendant longtems le moyen le plus puissant pour la guérison des maladies. Les anciens avaient dans ce secours une telle confiance que la connaissance et l'emploi des médicamens n'étaient pas pour eux la partie la plus importante de leur profession. Ils connaissaient, d'ailleurs, peu de moyens pharmaceutiques, tandis qu'ils possédaient des règles de régime si précises et si sûres, que leur application procurait des succès qui nous étonnent encore. Dans la suite des tems, l'histoire naturelle, la botanique et la chimie ayant fait de grands progrès, de nouveaux agens furent mis à la disposition des médecins; bientôt la manie des formules s'empara d'eux, et, quand le goût du merveilleux eut pris un certain ascendant sur les esprits, le régime parut un moyen trop simple, et dès-lors la confiance fut reportée de préférence sur les substances les plus inertes, et souvent les plus bizarres, auxquelles on se plut à supposer des vertus imaginaires.

Enfin lorsque, dans le dernier siècle, l'application de la philosophie aux sciences exactes vint en élaguer tout ce qui portait le caractère des hypothèses, la pharmacie à son tour dut subir d'utiles réformes, et l'hygiène fut remise en crédit. Mais ce n'est que dans ces derniers tems que le régime fut replacé, comme il n'aurait jamais dû cesser de l'être, au premier rang des moyens qui peuvent conserver la santé et guérir les maladies.

Il est vrai que par *régime* les médecins comprennent avec les alimens, l'usage et les règles relatives aux vêtemens, aux habitations, à l'air, au repos, aux exercices, au sommeil, à la veille, aux évacuations naturelles, aux travaux de l'esprit, enfin l'usage de toutes les choses nécessaires à la vie. Mais parmi tous ces objets, l'emploi sage et raisonné des substances alimentaires tient si évidemment le premier rang, qu'elles sont seules comprises dans l'acception ordinaire du mot régime; et comme dans aucune autre partie de l'hygiène il n'existe autant d'opinions erronées et de préjugés dangereux, il nous a semblé que le meilleur moyen d'éclairer le public à cet égard, d'une manière vraiment utile, serait de s'adresser aux mères qui, si elles ne préparent pas elles-mêmes les alimens, en dirigent au moins le choix et l'emploi. Mais à ce sujet quelques explications sont nécessaires.

Ce petit ouvrage étant destiné par l'éditeur à entrer dans une collection, il a dû être intitulé : *Guide de la ménagère dans le choix des alimens.* Or, pour justifier ce titre voici comment il a fallu procéder.

Je me suis d'abord efforcé de m'exprimer dans le langage le plus clair et le plus simple. Si je n'ai pas pu toujours éviter quelques mots scientifiques, je crois en avoir été très-sobre, ou les avoir employés de manière à les faire comprendre, même aux ménagères. Je n'ai parlé de la composition des alimens que pour faire ressortir leurs qualités et leurs effets, mais sans faire de la chimie. Si j'avais voulu composer un livre savant, j'aurais donné l'histoire naturelle de chaque aliment. Mais en disant que le pain provient de la famille des *graminées*, le gigot de la famille des *ruminans*, la purée de pois de la famille des *légumineuses*, l'anguille à la tartare de la famille des *pantoptères*, qu'aurais-je appris d'utile? J'ai mieux aimé ne pas désabuser ceux qui pensent que tout cela est orginaire du marché voisin, et je me suis appliqué à apprendre pourquoi tel aliment est bon ou mauvais, lourd ou léger, facile ou difficile à digérer, et je n'ai rien négligé pour que, sans efforts ni science, l'on pût choisir la nourriture la plus convenable dans toutes les positions de la vie. Ayant ainsi fait avec la plus grande conscience, je pensais que l'utilité de l'ouvrage suffirait pour le faire vendre, et qu'il n'était nul besoin que l'auteur en fût connu. Mon honnête éditeur n'en juge pas de même. Il vient de me démontrer, par des argumens dont je fais grâce, que, quelque bon que soit ce livre, on n'aura de confiance dans les préceptes qu'il contient qu'autant qu'il sera signé par un auteur responsable, cautionné lui-même par un diplôme de docteur en médecine et par une longue pratique qui garantira qu'il a mangé, ou fait manger, tont ce dont il conseille ou défend l'usage. Me voilà donc placé dans l'alternative d'avoir fait un ouvrage qui ne se vendra pas, ou, si j'y mets mon nom, d'être blâmé par mes confrères pour avouer une œuvre aussi peu savante. Il faut, par conséquent, que je m'excuse sur ce dernier point.

Je commence par déclarer que si j'avais eu le tort de faire un ouvrage de médecine populaire, rien au monde ne me l'eut fait signer, parce que j'ai l'intime conviction qu'on ne doit enseigner la médecine qu'aux médecins. Mais il n'en est pas de même de l'hygiène dont les préceptes, pour être vraiment utiles, doivent arriver directement à ceux qui s'en servent. Si cette science reste le secret des gens de l'art, il faudra appeler un médecin avant de marcher, de dormir, de manger, et même de respirer si l'on peut attendre. Que craint-on, en effet, d'un précepte de médecine mis à la portée de tout le monde ? une mauvaise application, parce qu'il en résulte toujours un grand mal. D'une règle d'hygiène il n'en est pas ainsi : il ne peut jamais y avoir de danger à ce que l'on s'abstienne d'un aliment que je défends. Au contraire, ce qui, en cette matière, est vraiment utile, c'est de savoir soi-même, parce que les besoins étant de tous les momens, il faut pouvoir les satisfaire sans la permission de personne. Je ne suis donc pas repréhensible, vu la nature de mes conseils, de les avoir adressés à tout le monde.

Dès-lors mon langage a dû être approprié à cette destination. Voulant être compris de tous, je n'ai employé la langue médicale qu'autant que je ne pouvais faire autrement. J'avoue que si, en rédigeant ce livre, j'eusse su que je le signerais, j'en aurais soigné davantage le style; mais comme il n'eut pas gagné en clarté, et que voulant, avant tout, le rendre utile, je n'ai rien négligé à cet égard, je le livre tel qu'il est.

Je ne chercherai pas à défendre le plan que j'ai suivi; je me suis surtout attaché à ne rien omettre d'essentiel. Les divisions que j'ai établies ne sont nullement selon la science, et un médecin doit les juger incomplètes et imparfaites; je le sais aussi bien que qui que ce soit, mais j'en aurais choisi de plus défectueuses encore, s'il l'avait fallu, pour en trouver de plus faciles à comprendre par les personnes étrangères à la médecine.

TRAITÉ

DES ALIMENS.

IDÉE DE LA DIGESTION.

—

SON IMPORTANCE. — SES EFFETS.

Pour bien comprendre ce que c'est qu'un *aliment*, il faut se faire une idée nette de la digestion ; or, nous la définirons : l'ensemble des actes par lesquels les substances étrangères au corps sont reçues dans la bouche, et, après avoir séjourné pendant plus ou moins long-tems dans l'estomac et les intestins, sont séparées en deux parties, dont l'une, convertie en un suc réparateur, va se mêler au sang pour remplacer la portion de ce liquide qui sert à renouveler les organes, tandis que l'autre partie, dépouillée de tout principe de nutrition, est rejetée au-dehors.

Voici très-succinctement comment cette fonction s'exécute.

Les alimens entrés dans la bouche y sont soumis à un broiement que leur font subir les dents, et pendant lequel deux effets remarquables ont lieu : la gustation de leurs saveurs ; leur mélange avec la salive.

1°. C'est principalement par la langue que les saveurs des alimens sont senties. À son milieu, sur ses côtés et surtout à sa pointe, se trouve une foule de petites papilles qui sont les extrémités du nerf du goût. Ces parties sont recouvertes d'un épiderme très-mince à travers lequel la saveur de l'aliment est sentie, comme on sent la forme d'un corps à travers l'épiderme du doigt. Du reste, la sensation de la saveur, reçue ainsi par la langue, est transmise au cerveau par le nerf du goût.

2°. Il résulte de cette impression, du frottement des alimens et du mouvement des mâchoires sur toutes les parties de la bouche, une excitation des membranes et des glandes, qui fait couler en abondance, dans cette cavité, des sucs muqueux et de la salive. Ces liquides pénètrent les alimens à mesure qu'ils sont divisés, en forment un mélange, une pâte molle, que toutes les parties de la bouche, les lèvres, les dents, les joues, la langue, concourent à arrondir en bol, et à pousser au fond du gosier, qui est franchi par un mécanisme fort compliqué, que l'on appelle *avaler*, et dont le résultat final est de faire descendre le bol alimentaire dans l'estomac.

Cet organe, le principal agent de la digestion, est une poche membraneuse, située dans le ventre, et dans le flanc gauche derrière les fausses côtes de ce côté. Les alimens y arrivent par bouchée, avec une colonne d'air qu'ils poussent devant eux, et le distendent à mesure qu'ils s'y amassent. Dans l'ordre naturel, l'estomac se laisse ainsi remplir jusqu'à ce que la quantité d'alimens soit suffisante pour le besoin; ensuite la faim se passe et même le dégoût arrive. Cette ampliation de l'estomac augmente le volume du ventre, et gêne plus ou moins la respiration. Cependant le pouls bat plus fort, il y a une excitation générale, et c'est alors que, dans les repas, la conversation devient animée. Bientôt, au contraire, toutes les fonctions languissent, un frisson se fait sentir, l'esprit devient lourd, il y a tendance au sommeil, et voici ce qui a lieu dans l'estomac.

L'excitation que les alimens produisent par leur volume, leur poids et surtout leurs qualités, détermine une sécrétion de fluide, comme dans la bouche. Ils s'en pénètrent d'autant plus que les contractions de l'estomac les pressent et les mélangent, et que la chaleur naturelle y est augmentée momentanément. Ils sont ainsi réduits en une pâte homogène, grisâtre, visqueuse, presque liquide, fade, douceâtre et légèrement acide, qui ne conserve que peu des propriétés des alimens. C'est ce qu'on appelle le *chyme*.

Cette conversion est ce qui constitue proprement la digestion. C'est à la favoriser que l'on doit s'appliquer, et tout ce qui peut atteindre ce but doit être considéré comme règles du régime. Sa durée, qui est généralement de cinq heures, varie selon la nature des alimens, leur quantité, leurs préparations, les impressions plus ou moins agréables qu'ils ont faites sur le goût, et par suite sur l'estomac ; le degré de mastication et de pénétration de salive dans la bouche, la force propre et la disposition particulière de l'estomac, suivant l'âge, le sexe, le tempérament, les habitudes, les professions, l'état du corps et de l'esprit, etc.

Quoi qu'il en soit, à mesure qu'une portion d'alimens est amenée à l'état de chyme, elle sort par l'ouverture inférieure de l'estomac, appelée *pylore*, et descend dans le premier intestin. Ce mouvement se continue jusqu'à ce que l'estomac soit vide. Aussitôt que le chyme est parvenu dans cet intestin, il s'y trouve soumis à son tour à une transformation qui constitue la seconde digestion, la dernière et la plus importante, parce qu'elle est le but de tout ce qui précède.

Cet intestin, qui ne diffère guère des suivans que par sa position fixe, reçoit sans cesse un fluide semblable à de la salive que lui amène un conduit d'une très-grosse glande, appelée *pancréas* ; il reçoit aussi de la bile qui lui est en-

1 *

voyéc par le foie. Ces deux liquides pénètrent le chyme, et c'est de leur combinaison et de leur action sur la pâte alimentaire, que résulte la formation du *chyle*, qui n'est pas encore distinct dans la masse, laquelle conserve une couleur grise.

C'est dans cet état que les alimens sortent du premier intestin pour entrer dans les suivans. Ils sont composés alors de deux parties toujours confondues, l'une le chyle, qui doit se mêler au sang et réparer les pertes; l'autre les excrémens, qui doivent être rejetés. La chylification, où seconde digestion, est achevée; il ne reste plus qu'à séparer la partie réparatrice de la partie excrémentitielle. Pour cela, les intestins *grêles* (dont la longueur est égale aux trois quarts de tout le canal de la digestion) sont criblés à leur surface intérieure d'une foule de petits trous, qui sont les ouvertures de vaisseaux dont l'office est de pomper le chyle, pour le porter dans le sang. A mesure que les alimens descendent dans les intestins, ils perdent donc une partie du chyle, et ils deviennent de plus en plus jaunes et fétides, en sorte qu'en arrivant dans les gros in-

testins, ce ne sont plus que des excrémens que ces derniers doivent bientôt
rejeter au-dehors.

On doit comprendre à présent l'importance de la digestion. L'exercice de
la vie use les organes ; le sang leur apporte sans cesse des matériaux qui les
réparent ; mais bientôt ce liquide se
trouve dépouillé de principes nourriciers, et il devient nécessaire qu'il en
reçoive de nouveaux : c'est le chyle qui
les lui apporte. Cette source vient-elle
à manquer, le sang s'appauvrit, il ne
fournit plus que des matériaux de réparation qui ne suffisent plus à l'exercice
des fonctions de chaque organe ; toutes
les actions languissent, le corps s'affaiblit ; et comme, tant que la vie continue, les organes éprouvent des pertes
qui ne se réparent point, la graisse est
d'abord absorbée, d'où résulte un amaigrissement, qui est bientôt porté jusqu'au marasme lorsque la propre substance des organes vient à se consom-
mer.

Tel est l'effet d'une abstinence prolongée : mais ce n'est pas la seule cause
qui amène un résultat semblable. Il ne
suffit pas que des alimens soient intro-

duits dans l'estomac et paraissent digérés, il faut que du chyle soit formé,
et porté dans la masse du sang. Que
les alimens ne contiennent point de
principes nutritifs ou propres à former
du chyle, ou seulement que leurs qualités ne soient point en rapport avec la
disposition des organes digestifs, ou bien
encore que quelques-uns de ces organes
soient malades ou empêchés dans leur
action par l'affection d'une autre partie,
le chyle ne se fait plus, ou porte dans le
sang des élémens qui vicient plutôt lés
organes que de les réparer, et tous les
symptômes de la consomption se manifestent.

On conçoit, par ce petit nombre
d'exemples, la vérité du proverbe : *Ce
n'est pas ce que l'on mange qui nourrit, mais ce que l'on digère*, et l'on
doit sentir combien il peut être utile à la
santé de connaître et de suivre les règles
les plus propres à assurer de bonnes
digestions.

DES ALIMENS.

Un *aliment* est une substance qui, introduite dans le canal digestif, y est décomposée sans changer l'ordre naturel des fonctions, et y prend des qualités et une forme nouvelles qui le rendent propre à nourrir, c'est-à-dire à fournir la matière qui doit pénétrer du sang dans tous les organes pour servir à les développer, les accroître, les renouveler, en ajoutant à leur substance ou en réparant leurs pertes.

La destination de l'aliment correspond à l'état de santé, et il diffère du *médicament* qui ne se laisse pas décomposer sans changer l'action naturelle ou maladive de la partie avec laquelle on le met en contact, et qui ne sert que peu ou point à la nutrition. Il diffère encore plus du *poison*, qui change d'une manière nuisible la texture ou l'action des organes, et détruit la santé ou la vie.

On ne doit donc chercher des alimens que parmi les substances que nos organes peuvent décomposer, et dont une partie peut servir à les nourrir : les animaux et les végétaux sont seuls dans ce cas ; le règne minéral ne fournit point d'alimens, car le sel n'est qu'un assaisonnement qui ne sert en rien à la nutrition.

Ce serait le cas de discuter ici la question, tant débattue, du régime qui convient le mieux à l'homme ; mais tout le monde a lu les pages éloquentes de Rousseau qui n'ont jamais sauvé la vie à un poulet ni à un mouton ! Nous nous bornerons à faire remarquer qu'il n'est aucun acte de la vie et de l'instinct des animaux qui ne soit un résultat de son organisation. Les uns ne mangent que des végétaux, on les appelle *herbivores* : leurs dents sont larges et leurs mâchoires disposées pour moudre et écraser les alimens ; ils ont plusieurs estomacs très-forts ; les intestins sont d'une très-grande longueur, afin que les substances végétales, qui ne fournissent que peu de sucs nourriciers, soient soumis plus long-tems à leur action. Chez les *carnivores*, qui ne mangent que de la chair, les dents sont presque toutes incisives ou canines, et plus propres à déchirer qu'à broyer. Les mâchoires ont une bien plus grande force pour diviser la chair; enfin l'estomac est unique et faible, les intestins très-courts, parce que leurs alimens contenant beaucoup de matière nutritive sous un petit volume, ils n'avaient pas besoin d'un canal digestif d'une grande étendue. Enfin il est une classe d'*omnivores*, c'est-à-dire d'animaux qui mangent de tout; l'homme y tient le premier rang, puisqu'il a des dents comme les herbivores et les carnivores tout à la fois, un estomac unique comme ceux-ci, un long canal intestinal comme ceux-là, et que, par conséquent, il est destiné par son organisation à user des deux régimes végétal et animal.

Heureusement, parmi les ménagères, à qui nous nous adressons, il en est peu qui songent aux défenses de Pythagore lorsqu'elles donnent un bouillon à leur enfant ou un bifteck à leur mari; mais si les touchans plaidoyers de ce philosophe en faveur des bêtes leur avaient laissé quelques scrupules, elles pourraient se rassurer en pensant que le créateur n'ayant rien fait d'inutile, on ne doit pas craindre de l'offenser lorsque l'on emploie ses dents à manger de la viande, puisqu'il les a conformées pour cet usage.

Quoi qu'il en soit, il résulte de la définition que nous avons donnée de l'aliment qu'il se compose toujours de deux parties : 1° celle qui est réellement nutritive, ou propre à être incorporée à notre corps; 2° celle qui est comme le résidu de la première, et qui ne doit pas servir d'aliment.

Il suit de là que la première et la principale différence qui se présente entre les àlimens s'explique suffisamment en disant qu'ils sont peu nourrissans ou qu'ils le sont beaucoup. Nous venons déjà de faire pressentir cette différence en parlant des deux régimes, puisque nous avons dit que les animaux qui ne mangent que des végétaux, avaient besoin d'en tirer toute la partie nutritive qui s'y trouvait en petite proportion , tandis que ceux qui vivent du régime animal, rencontrant la substance nourrissante presque toute formée, avaient des organes digestifs bien moins forts et moins étendus.

Il suit encore de là que plus les ali-

mens sont *nourrissans* moins ils produisent de matières excrémentitielles;
cette remarque peut être facilement
faite en comparant les excrémens si
abondans du cheval avec ceux du
chien, par exemple, même en ayant
égard au volume relatif des substances
avalées. ,

Les alimens diffèrent encore suivant
qu'ils sont plus ou moins faciles à digérer. Cette différence provient de la facilité avec laquelle ils cèdent aux organes digestifs leur partie nourrissante,
des efforts que leur digestion exige, et
du tems nécessaire pour l'opérer. Il y a,
à cet égard une foule de variétés entre
toutes les substances alimentaires. Celles
qui ne sont digérées que lentement et
avec fatigue, sont dites *lourdes*. Mais,
sous ce rapport, on ne peut établir
de règles générales, les alimens qui
passent difficilement aux uns, étant
souvent très-faciles à digérer par les
autres. Nous indiquerons cependant ce
qui est le plus ordinaire.

Une pareille variété se remarque dans
les effets des mêmes alimens pendant la
digestion. Toutefois il en est qui, en
général, sont échauffans ou rafraîchis-

sans, resserrans ou évacuans, venteux, etc. Il en est qui produisent de la bile, d'autres du lait, etc.; mais nous devons dire que ces effets sont beaucoup moins constans qu'on ne le croit généralement, et, lorsqu'ils sont réels, cela provient souvent ce qu'une partie des principes actifs qui s'y trouvent est entraînée avec le chyle, sans avoir subi de décomposition, et va agir sur les organes à la manière des médicamens, par conséquent sans pouvoir être assimilée.

Les alimens peuvent aussi produire des effets autres que ceux résultant de l'union d'un de leurs principes au corps : c'est lorsque l'impression qu'ils font sur l'estomac et les intestins est ressentie au loin par quelques organes ou par toute l'économie, et détermine des changemens tout-à-fait étrangers à la nutrition. On a un exemple de ce dernier effet lorsqu'après une longue abstinence, il suffit de jeter dans l'estomac un aliment quelconque, ou seulement un verre de boisson, pour voir tout le corps reprendre de la force, et toutes les fonctions se ranimer, avant qu'aucune partie de la substance ait pu être digérée, et encore moins avoir fourni des principes réparateurs au sang.

L'aliment le plus parfait sera donc celui qui, sous un moindre volume, offrira plus de matière nutritive, sera plus facile à digérer, et produira moins d'effets étrangers à la nutrition. Mais nous devons nous hâter de dire que peu de substances alimentaires se trouveraient dans ces conditions, si diverses préparations ne venaient d'avance en modifier les propriétés pour les mettre plus en rapport avec nos organes : telles sont les cuissons et les assaisonnemens; mais nous ne traiterons ces deux objets qu'après avoir fait connaître les diverses divisions sous lesquelles on peut rassembler tous les alimens suivant leur composition et leur action.

DIVISION DES ALIMENS.

On pourrait n'établir que deux classes d'alimens, les végétaux et les animaux. La première pourrait ne se composer que des farineux ; la seconde que des viandes. Ce sont les deux sortes de substances alimentaires qui contiennent le plus de parties vraiment nutritives , tandis que, dans tous les alimens qui ne sont ni fécule ni chair, la partie nourrissante est peu abondante et comme perdue dans une grande quantité de substance excrémentitielle. Aussi nous confondrons tous ces derniers dans une seule classe ; mais comme elle contiendra nécessairement beaucoup de substances très-différentes, nous les ferons connaître dans des articles particuliers. Nous rapporterons conséquemment les alimens à trois classes, d'après la substance qui en forme la base principale. Dans la première ce sera la fécule ; dans la seconde ce sera la chair ; toutes les substances dont la base ne sera ni farineuse ni charnue composeront la troisième. Plus tard nous aurons occasion de présenter une autre division des alimens basée sur leurs propriétés.

PREMIÈRE CLASSE.

—

DES ALIMENS COMPOSÉS PRINCIPALEMENT DE FÉCULE.

On peut dire que la fécule est l'aliment par excellence; non-seulement c'est la substance la plus répandue, et qui se trouve dans un plus grand nombre de végétaux, mais c'est aussi de toutes les matières alimentaires, celle qui nourrit le plus complétement, qui s'unit le plus aisément à nos organes, et qui laisse le moins de résidu de digestion.

La fécule fait la base des graines céréales; mais elle se rencontre dans toutes les parties des végétaux, dans la racine de la pomme de terre, dans la tige des palmiers, etc.; et, quelle que soit son origine, ses propriétés sont toujours les mêmes, puisque, dans le cas où on la tire des substances vénéneuses, elle ne diffère ni pour le goût ni pour la manière d'agir.

Pour obtenir la fécule pure, il suffit de prendre une farine quelconque, de la former en pâte, et de malaxer cette pâte sous un filet d'eau. Quand l'eau est reposée, on trouve au fond du vase une matière qui, en séchant, forme une poudre blanche, pesante, grenue, luisante, inodore, insipide et douce au toucher. C'est ce que l'on connaît sous le nom d'*amidon*, mot grec qui veut dire : *farine préparée sans mouture*. Cet amidon ou fécule pure, est insoluble dans l'eau froide ; mais dans l'eau chaude elle se gonfle et se convertit en une gelée tremblante et demi-transparente, bien connue sous le nom d'*empois*. Les dames ne se doutent pas, en employant cette substance, qu'elle est formée de fécule, qui est la partie la plus alimentaire des farines nourrissantes, et qu'elle formerait, malgré son insipidité, un excellent aliment.

L'amidon étant sans saveur, on ne l'emploie pas ordinairement comme aliment ; mais il n'importe pas moins de dire quelles sont ses propriétés, puisque, dans toutes les substances que nous allons faire connaître, nous retrouverons la même manière d'agir, modifiée seulement par les principes joints à la fécule pure.

Cette dernière n'a d'autre propriété que de nourrir, et comme elle fait peu d'excrémens, on la regarde comme resserrante.

La fécule, et tous les farineux, ont la propriété de se gonfler, de s'étendre, de prendre un volume considérable par la cuisson dans l'eau chaude, de sorte que, si on les mange avant d'être tout-à-fait cuits, ils se gonflent dans l'estomac.

Ils ont aussi la propriété de gonfler d'une autre manière; c'est en produisant des vents, ce qui fait dire que les farineux sont venteux. Toutefois il faut remarquer que cet effet ne provient pas de la fécule, mais des matières mucilagineuses et sucrées qui s'y trouvent unies : aussi les fécules pures sont-elles bien moins venteuses que les graines ou les légumes dont elles sont tirées.

La fécule, donnée par le créateur avec une si grande libéralité qu'elle forme peut-être les sept huitièmes de la nourriture de tous les hommes placés sur la surface du globe, n'est pas produite spontanément, et presque tous les végétaux qui la fournissent en quantité notable, exigent une culture et des soins assidus. Elle ne se produit même qu'avec une certaine lenteur : il semble que la nature ait voulu qu'elle servît de nourriture au végétal avant d'en servir à l'homme.

C'est ainsi qu'au printems on la trouve dans les racines, qu'en été elle a passé dans les tiges, et que, quand les graines la contiennent, il ne s'en trouve plus dans les autres parties de la plante. C'est encore ainsi qu'on la trouve de nouveau en automne dans les racines, où elle est amassée pour servir de nourriture aux tiges qui naîtront au printems, et que, dans les graines elle devient comme la mamelle féconde qui doit allaiter le jeune végétal que l'on verra s'en élancer du sein de la terre.

Il ne faudrait pas croire, cependant, que la fécule, même pure, qui peut suffire à la nourriture de l'homme, soit, comme aliment, exempte de tout reproche. De ce que la digestion en est facile, que d'une faible quantité de cette substance sort beaucoup de chyle, il résulte qu'elle produit un sang riche, abondant, en sorte que, tout en donnant de la force réelle, de la vigueur au corps, elle semble empâter, et comme, d'ailleurs, elle ne stimule que très-peu les organes de la digestion, qu'elle concourt à y établir une sorte de paresse résultant de la facilité qu'ils ont d'en extraire sans efforts la matière nourrissante, ces effets expliquent comment les individus qui se nourrissent de farineux sont en général lourds, indolens, pourvus de beaucoup de sang, plutôt gras que maigres, lents à se mouvoir, peu sensibles et paraissent peu animés, peu vivans, bien qu'ils soient ordinairement robustes.

Il suit de ces observations que la fécule pure, mangée exclusivement, ne serait pas un bon aliment. Aussi ne la trouve-t-on pas ordinairement isolée dans la nature ; elle est toujours jointe à des principes capables d'en modifier l'action ; or, la substance naturelle dans laquelle la fécule est unie au principe le plus propre à rendre parfaites ses qualités alimentaires, sera, sans contredit, le meilleur, le plus précieux, le plus utile des alimens. Tel est le blé : c'est donc par lui que nous devons commencer.

Du Froment et du Pain.

Si l'on veut savoir pourquoi le froment est le meilleur de tous les grains, et pourquoi le pain est le plus parfait de tous les alimens, il faut me permettre de faire un peu de chimie.

J'ai dit, page 22, comment, en lavant sous un filet d'eau un morceau de pâte faite avec une farine quelconque, on obtient la fécule. Si l'on se sert de farine de froment, quand il n'en sortira plus d'amidon, il restera environ le quart du volume de la pâte d'une substance grisâtre, molle, élastique, visqueuse, susceptible de s'étendre, de s'allonger, d'une saveur fade, et d'une odeur d'os râpé. C'est un corps d'une nature particulière, et de tous les principes végétaux celui qui se rapproche davantage des matières animales. Bien qu'il ne soit pas nutritif par lui-même, comme la fécule, la propriété excitante qu'il possède, en agissant sur les organes, rend la digestion de cette dernière plus prompte. Pour se faire une idée exacte de son influence, il faut supposer que l'on mange d'un potage fait de fécule pure avec de l'eau simple. L'estomac s'en fatiguerait bientôt, faute d'être suffisamment stimulé dans son action. Si l'on prépare ce même potage avec du bouillon de viande, la fonction digestive sera réveillée par cette sorte d'assaisonnement, de l'espèce d'engourdissement où le jetait l'usage de la seule fécule. Eh bien ! le gluten produit, sur la fécule à laquelle il est uni, un effet analogue au bouillon de viande, et comme il n'est pas de graines céréales, ou autres, qui contiennent plus de gluten que le froment, il est aisé de se rendre compte de la supériorité de ce grain.

D'un autre côté, l'expérience a appris que le pain qui fermentait le plus était aussi le plus blanc, le plus léger et le meilleur. Or, la cause de la fermentation du pain consiste dans l'action de la levure, que l'on ajoute à la pâte, sur le gluten de la farine. Il est évident dès-lors que la farine qui contiendra le plus de gluten, formera un pain dont la fermentation sera plus facile et plus parfaite, et c'est par conséquent encore celle du froment qui fournira le meilleur pain.

Dans la farine de blé, la quantité de gluten est assez considérable pour que l'on puisse y ajouter une farine qui n'en contient pas, sans lui faire perdre la propriété de fermenter et de faire un pain levé; mais ce mélange diminue toujours plus ou moins la qualité du pain.

Le pain le plus léger est celui qui est le plus fermenté; tels sont les pains *mollets*, qui souvent ne sont rendus aussi légers que par une quantité trop forte de levain qui leur donne une saveur amère. Plus le pain est léger, plus il se dissout facilement dans l'estomac et nourrit promptement, mais en même tems moins il nourrit. Tout le monde peut faire la remarque qu'un pain mollet très-blanc et très-léger est digéré bien plus tôt que le même poids de pain

ordinaire. Il faut donc laisser les personnes en bonne santé et qui se livrent
à quelques travaux, se nourrir de ce
dernier, tandis que les convalescens, les
enfans délicats, les femmes faibles, les
individus oisifs se trouvent mieux d'un
pain très-léger et très-fermenté, et surtout du *pain* dit *de gruau.*

Il est généralement connu que la digestion du pain chaud, sortant du four, peut
avoir des inconvéniens. Il serait même
dangereux de le manger ainsi sans autres
alimens, parce qu'il formerait dans
l'estomac une sorte de boule difficile à
diviser, et qui peut causer une indigestion dangereuse. Cet aliment est préférable quelques heures après son refroi-
dissement. On croit aussi qu'il est plus
nourrissant quand il est rassis.

Pour ne rien omettre d'essentiel, re-
lativement au pain, nous dirons que la
mie conserve une partie féculente et
visqueuse qui permet de former des *panades*, ce que ne ferait pas la *croûte*
dans laquelle cette partie se trouve détruite par une dessication plus complète au four. Aussi la soupe faite uni-
quement de croûte est-elle plus légère
et moins nourrissante ; elle a en même

2 *

tems plus de saveur, et généralement plaît davantage; enfin, elle est moins épaisse et plus facile à digérer.

Après le pain de froment, celui de *seigle* est sans contredit le plus en usage, et en même tems le meilleur. Mais le seul avantage qu'il présente c'est de rester plus long-tems frais, et de se durcir moins vite, ce qui est avantageux aux habitans de la campagne qui ne cuisent que tous les huit ou dix jours. Du reste, comme cet effet résulte de la propriété de conserver plus d'humidité que le pain de blé, il suit de là qu'il se moisit plus facilement. Il est de couleur brune ou bise; sa mie ne contient que des yeux petits et répandus également dans toute sa masse; sa croûte est unie et nullement crevassée; sa saveur assez agréable.

Toutes ces qualités proviennent du défaut presque absolu de gluten dans la farine de seigle. Ce principe s'y trouve remplacé par un mucilage visqueux qui permet de former une pâte filante et gluante, assez liée pour s'étendre sans se rompre, et qui contribue à la faire lever.

Le pain de seigle est moins nourrissant que celui de blé, mais il passe pour rafraîchir et même relâcher. On croit aussi qu'il nourrit moins : c'est pour cela que Cadet de Vaux pensait que ceux qui s'en nourrissent sont rarement atteints d'apoplexie.

La plus grande partie des habitans de la campagne mangent d'un pain fait d'un mélange de seigle et de froment; il participe des qualités de ces deux espèces de grains. Cet aliment est un des plus sains ; il convient le mieux à leurs organes robustes, dont l'action est encore accrue par des exercices forcés; mais il ne faudrait pas s'attendre à le voir digérer avec la même facilité par les estomacs délicats qui ne s'exercent que sur le pain léger et bien fermenté de nos cités. Quoique le pain de seigle soit bon, sain, nourrissant, et forme une excellente nourriture pour des provinces entières, celui de blé vaut encore mieux. Il faut laisser s'en nourrir ceux qui en ont l'habitude, ou qui se livrent à des travaux propres à en faciliter la digestion ; mais si l'on veut une nourriture plus parfaite, plus facile et plus substantielle en même tems, on doit se tenir au pain blanc.

Nous ne parlerons du Sabrasin ou *blé noir*, dont on fait du pain dans les pays où le froment et le seigle manquent, que pour le citer comme le plus mauvais de tous les grains; sa farine n'est mangeable qu'en bouillie et en galette, et même sous ces formes c'est encore un aliment fort médiocre.

Pomme de Terre.

Dans cette racine, qui ne contient point de gluten, la fécule est unie à une grande quantité de mucilage visqueux qui permet à la farine de se lier en pâte susceptible de fermenter, de lever et de former un pain d'assez bonne qualité, surtout si l'on ajoute un peu de fécule pour neutraliser, en quelque sorte, la surabondance de mucilage.

Mais la pomme de terre est assez utile, sous d'autres formes, pour n'avoir pas besoin de la convertir en un pain qui serait bien loin de valoir celui de froment. Nous remarquerons seulement que l'union de la fécule avec la farine de blé ne présente aucun inconvénient, et peut être d'une très-grande utilité dans les tems de disette. On peut même ne plus redouter la famine avec ce précieux végétal, si facile à cultiver, et qui produit une nourriture aussi abondante que salubre. Il semble que la providence, en nous envoyant du Pérou ce trésor, a voulu compenser par un si grand bienfait tous les maux que l'ancien monde a reçus avec l'or des Amériques. Nous n'hésitons pas à regarder la pomme de terre comme le plus utile et le plus sain des alimens après le blé.

Elle contient le quart de son poids de fécule, elle est par conséquent très-nourrissante. On est bien certain maintenant qu'elle ne renferme aucun principe nuisible; c'est un des alimens dont la digestion est la plus facile, et qui ne peut avoir d'inconvéniens que pour un petit nombre de personnes seulement, par l'effet d'une répugnance ou d'une disposition particulière, ou parce qu'elle serait de mauvaise qualité. Quelques médecins ont pensé que les pommes de terre trop jeunes, et qui ont poussé à la surface de la terre, ont produit des effets narcotiques dangereux; il serait peut-être bien facile de démontrer le peu de fondement de cette crainte ; mais nous préférons engager à ne manger que celles qui sont arrivées à toute leur maturité, et, si on le peut, à s'assurer qu'elles se sont développées dans le sein de la terre, à une certaine profondeur. Cette précaution prise, pourvu qu'elles n'aient pas germé, ce qui détruirait une partie de la fécule, et qu'on les fasse suffisamment cuire avec des assaisonnemens sains, on peut s'en nourrir avec la confiance la plus entière. Elle forme un aliment doux, léger, très-peu venteux, et bien préférable, sous beaucoup de rapports, à tous les légumes.

Fèves de Marais.

La farine de fèves se combine très-bien avec celle de froment pour faire du pain ; elle fermente et lève même asssez complétement pour en faire une pâte ; mais, comme aliment, la fève a des propriétés différentes, quand on la mange, ou seulement quand on la cuit, avec ou sans sa robe. *Ecalée* fraîche et cuite ensuite, on n'a qu'une fécule liée par un mucilage sucré. Lorsqu'on la cuit entière, la couleur verte de la robe

devient brune et prend un goût particulier assez agréable, qui se commu-
nique à la partie féculente, et lui fournit une espèce d'assaisonnement qui en
facilite la digestion. Il suit de là que les
jeunes fèves, dans lesquelles la robe ne
contient point encore cette matière ex-
tractive et colorante, ainsi que celles
qui sont dépouillées avant la cuisson,
forment une nourriture douce et légère;
tandis qu'à leur maturité parfaite, et
cuites avec leurs robes, elles forment
un aliment tonique, et même un peu
échauffant.

Lentilles.

Ces dernières réflexions s'appliquent
également aux lentilles, dont la matière
colorante, encore plus prononcée,
décèle une action tonique plus forte,
ce qui explique pourquoi la lentille,
sans être moins nourrissante que les
autres légumes, est moins venteuse
et plus échauffante. Mais il ne faut pas
oublier que son action tonique réside
surtout dans la peau, qui, par la cuisson, se colore comme celle de la
fève, et que, par conséquent, la purée

est une nourriture plus douce que les lentilles entières, indépendamment de la plus grande facilité que l'estomac trouve à digérer la fécule débarrassée d'une enveloppe assez dure et corriace.

Haricots.

Dans ce légume la fécule est unie à un principe sucré plus abondant, et qui, en fermentant dans l'estomac et les intestins, cause des vents et souvent des aigreurs ; mais cet effet n'est remarquable que pour les haricots blancs, quelle qu'en soit l'espèce ; tandis que, dans ceux de couleur, et surtout les rouges, l'action tonique et un peu stimulante de la matière colorante de l'enveloppe, facilite la digestion de la fécule sucrée, et permet moins le développement des gaz. C'est pour ce motif que les haricots blancs sont plus venteux que les rouges, et que ceux-ci sont un peu plus échauffans.

Pois.

La matière colorante verte des pois est moins tonique que celle des lentilles :

aussi sont-ils un peu plus venteux que ces dernières, et moins que les haricots blancs.

Légumes verts.

Les *jeunes fèves de marais*, les *haricots blancs* et les *pois verts*, se composent d'une matière mucilagineuse et sucrée, bien plus abondante que la fécule, et formant un aliment plus léger et bien moins nourrissant. Dans ces graines, l'enveloppe mince et tendre se confond, par ses qualités, avec la partie intérieure qui doit, par la suite, devenir féculente; et il n'est pas nécessaire, comme dans les graines sèches, de la séparer pour en faire un aliment moins fatigant à l'estomac.

Châtaigne. — Marron.

La châtaigne est certainement le fruit farineux qui contient le plus de sucre semblable au sucre de canne. Bien que sa farine contienne un peu de gluten, comme elle ne renferme pas de mucilage, on n'en fait que difficilement un pain lourd, indigeste, et qui vaut beaucoup moins, comme aliment, que les châtaignes cuites sans aucune préparation. La châtaigne n'est lourde et venteuse que quand on en mange avec excès ; et quel aliment serait sans inconvénient lorsqu'on en abuse ? On lui reproche aussi de se gonfler dans l'estomac. Ainsi que nous l'avons dit , cet effet est commun à tous les farineux, et on peut l'éviter en lui faisant acquérir, avant de la manger, tout le volume dont elle est susceptible. Sous ce rapport la meilleure préparation est une bouillie bien cuite, faite avec autant de liquide que la farine peut en absorber, surtout si cette farine provient de châtaignes séchées au four ou à l'étuve, et si elle a été rôtie elle-même avant d'être convertie en bouillie. Il paraît que , plus la châtaigne a été soumise à l'action du feu, et moins elle est venteuse. C'est au surplus un aliment léger et fort agréable ; il est aussi très-nourrissant. On n'en peut pas douter en voyant la *châtigna* des Limousins et la *polenta* des Italiens , former la nourriture exclusive dans des contrées où l'on ne trouve que des hommes forts et vigoureux.

Riz.

Le riz est sans contredit le grain qui contient une fécule plus pure et en plus grande quantité. Il a tous les avantages et les inconvéniens des fécules pures. Ainsi, il sert presque tout entier à nourrir ; il donne, par conséquent, peu d'excrémens, ce qui a fait penser qu'il était resserrant. Il forme une nourriture douce, mais il ne peut exciter l'action des organes de la digestion qu'au moyen des assaisonnemens qu'on y ajoute, et qui souvent sont nécessaires pour le faire *passer* quand il y a débilité des premières voies. Cependant, on sait qu'une grande partie des habitans du globe s'en nourrissent, surtout sous les tropiques. Il est même probable que le riz sert d'aliment à un plus grand nombre d'hommes que le blé. En Europe, où il ne forme qu'une nourriture secondaire, on en fait des potages, des crèmes, des pâtes, des gâteaux, etc. ; mais la meilleure préparation sera toujours celle où, cuit dans un liquide, il en aura absorbé suffisamment pour se gonfler autant que possible : à cet état on dit qu'il est *crevé*, et l'on peut être sûr qu'il n'augmentera pas de volume dans l'estomac, qu'il présentera sa fécule sous la forme la plus favorable à l'action des organes, et sera à la fois un aliment léger et nourrissant. Aucune des autres manières de le cuire n'offre cet avantage.

Orge.

On ne peut employer, comme aliment, que celle qui est mondée et surtout perlée; et tout ce qui vient d'être dit du riz, sous le rapport de la pureté de la fécule dont il est composé, de la manière de le cuire, et de ses effets pour produire une nourriture douce, facile, légère et promptement restaurante, peut être appliqué sans aucune restriction à l'orge, qui est peut-être encore plus rafraîchissante.

Maïs ou *Blé de Turquie.*

Après l'orge et le riz, c'est la graine dont la fécule est la plus pure. Sa farine ne peut se garder plus d'une année, et, comme elle ne contient point de gluten, on n'en peut faire du pain qu'en la' mêlant avec un tiers au moins, ou même avec moitié de farine de blé On mange plus souvent le maïs sous forme de bouillie préparée au lait ou au beurre. Cette bouillie est très en usage dans les Cévennes, sous le nom de *millasse*, et surtout sous celui de *gaude*, en Bourgogne. Cet aliment, en apparence grossier, se digère cependant assez aisément et paraît bien nourrir; aussi, dit Parmentier, l'embonpoint de ceux qui en vivent atteste la salubrité de cette nourriture et confirme la vérité de la maxime que la farine qui fait la meilleure bouillie est précisément celle qui convient le moins pour faire du pain. On en fait aussi des gâteaux et beaucoup d'autres préparations; mais nous conseillons aux personnes qui voudraient tenter de s'engraisser en mangeant cette substance, à l'imitation de ce qui est pratiqué avec succès à l'égard des bœufs, des cochons, des volailles et même des poissons, quand on jette ces graines dans les viviers, de se servir de préférence de la bouillie de maïs bien cuite et faite avec de la farine récente.

Millet.

Dépouillé de son écorce, ou réduit en farine, il forme un aliment sain et agréable, soit qu'on le cuise dans le lait ou le bouillon, soit qu'on en fasse des bouillies, des gâteaux, ou même un pain qui est peu substantiel. Cependant, comme ce n'est que pour la fécule qu'il contient qu'on le rechercherait, plusieurs autres substances lui sont préférables sous ce rapport.

Avoine. — Gruau.

Dans l'avoine, la fécule est unie à une matière sucrée. Le pain qu'on en fait est cependant amer et lève mal ; mais à l'état de *gruau*, c'est-à-dire dépouillée de son écorce et concassée, on en fait des bouillies qui sont une nourriture douce, substantielle et rafraîchissante.

Sagou.

Petits grains arrondis, irréguliers, d'un rose foncé, qui blanchissent en vieillissant, composés de fécule à peu près pure, et que l'on prépare aux îles

Moluques, en délayant dans l'eau la masse de farine qui se trouve comme une sorte de moelle au milieu du tronc des palmiers. On en forme une pâte que l'on divise en grains, en la passant à travers les trous d'un crible, pour ensuite la faire sécher. Ces grains ont la dureté de la corne, surtout au centre, qui ne se ramollit que par une longue cuisson dans un liquide; mais ils se gonflent beaucoup, et, comme toutes les fécules pures, forment une gelée inodore et insipide, qui diffère peu de ces dernières, bien que le sagou soit souvent préféré, à titre d'aliment médicamenteux, dans les convalescences et ies maladies consomptives, parce qu'il forme une nourriture en même tems légère et restaurante.

Salep.

C'est peut-être, de toutes les substances qui contiennent de la fécule, celle où elle se trouve resserrée sous un plus petit volume, et qui, par conséquent, se gonfle le plus par la cuisson dans un liquide dont elle absorbe soixante fois son poids. Le salep offre les mêmes avantages que le sagou, comme aliment; mais il a une odeur désagréable qu'il est difficile de lui ôter. Dans tous les cas il faut préférer celui de Perse à celui que l'on prépare avec nos orchis d'Europe; et, quant à la farine, on la vend si rarement exempte de mélange, qu'il vaut mieux lui préférer une de nos fécules pures indigènes.

Tapioca.

Petits grains blancs ou grisâtres, irréguliers, durs, anguleux, inodores, insipides, formés de fécule pure provenant du *manioc*, racine vénéneuse dont se nourrissent les nègres après en avoir séparé le suc. Le tapioca n'est connu en France que depuis vingt-cinq ans environ. Depuis une douzaine d'années son usage est assez répandu pour que l'on ait cherché à l'imiter en faisant subir à la fécule de pomme de terre une demi-cuisson, et en remuant pour mettre en grains et faire sécher. On croit le vrai tapioca plus léger et plus nourrissant que le faux, bien que la différence ne puisse être très-sensible; nous conseillons, lorsqu'on soupçonnera celui dont on aura à disposer de ne point être du vrai tapioca, de lui préférer la fécule de riz ou de pomme de terre, afin d'être plus sûr de la substance dont on use, et de ne point risquer de se servir d'une mauvaise imitation. Au surplus, les propriétés du tapioca ne diffèrent nullement des fécules. On remarquera seulement qu'il se gonfle un peu moins par la cuisson que les substances précédentes, parce la fécule y a déjà subi un premier degré de cuisson.

Semoule. — Vermicelle. — Macaroni.

Ces trois substances ne diffèrent que par la forme : elles sont toutes trois formées d'une pâte semblable et séchée. Préparées en potage elles n'ont d'autres propriétés que la farine de blé dont elles sont formées. Seulement le macaroni, auquel on ajoute du fromage, produit les effets de cette dernière substance.

3*

PRÉPARATION DES ALIMENS
FARINEUX.

—

Sous ce rapport, on peut les diviser en deux classes : le froment se trouve seul dans la première, parce que sa farine est la seule qui subisse avec avantage la fermentation; aussi le pain en est la meilleure préparation. Tous les autres farineux forment la seconde classe, et dans ceux-ci, la fermentation détruit leur faculté nutritive sans aucun avantage, en sorte qu'ils sont un meilleur aliment quand on les fait cuire en gâteaux, en galettes qu'en pain, pourvu qu'ils soient bien cuits. Cette forme est la meilleure que l'on puisse donner à ces derniers lorsqu'ils doivent faire la nourriture principale, parce qu'ils sont plus faciles à manger, et l'on voit que dans les provinces où l'on s'en nourrit exclusivement, l'habitude a fait disparaître les inconvéniens que produisent ordinairement les farineux non fermentés. Mais pour éviter ces effets, lorsqu'on ne fait pas un usage habituel de ces galettes, il faut n'en manger qu'en petite quantité. Enfin, comme nous l'avons déjà dit, la cuisson dans un liquide est le plus en rapport avec la nature des fécules, puisque c'est la seule qui leur permette de prendre tout le développement dont elles sont susceptibles. La meilleure règle à cet égard est de leur ajouter de l'eau, du lait, du bouillon pendant la cuisson, autant qu'elles en absorbent. La farine ou la fécule se répand dans l'eau qui se trouble, s'épaissit, et forme bientôt un liquide homogène, au moyen des petites parcelles amilacées qui ont pris tout leur développement et sont comme fondues. Quand ce sont des grains comme le riz, l'orge, le sagou, le tapioca, les effets sont plus sensibles, et au moment où la cuisson va être complète, chaque grain devient transparent et *crève*. La fécule se mêle au liquide qu'elle épaissit en espèce de gelée. Mais il est important de saisir le moment où la cuisson est suffisante, parce qu'ensuite la préparation perdrait de sa qualité ; au lieu de continuer à s'épaissir, elle deviendrait plus claire et aussi moins nourrissante.

L'usage de torréfier les farines et les fécules avant d'en faire des bouillies, n'est pas sans avantages. On les met sur le feu, dans un vase à sec, et l'on remue jusqu'à ce qu'elles aient pris une teinte jaune foncée. Elles prennent une légère saveur de rissolé, et la bouillie que l'on en prépare est plus tonique; l'excitation qui en résulte pour les organes digestifs en rend la digestion plus facile.

Quant aux légumes secs, on ne peut les cuire que par une décoction dans l'eau, plus longue que celle des graines céréales et des fécules. On sait que les eaux dures qui contiennent du plâtre, comme celles de beaucoup de puits, ne peuvent les cuire. Il ne faut pas oublier aussi qu'ils forment un aliment plus léger, plus nourrissant, sous un volume égal, et qui fatigue moins l'estomac et les intestins quand on les donne en purée, c'est-à-dire, débarrassés, après la cuisson, de leur enveloppe dure et coriace.

DEUXIÈME CLASSE.

—

DE LA CHAIR ET DES ALIMENS QUI EN CONTIENNENT.

La chair ou viande est la partie qui forme la plus grosse masse du corps des animaux, et la différence que présente cette partie dans chaque espèce, constitue les variétés que les animaux offrent entre eux comme aliment. Enfin, les différences des chairs, sous le rapport des qualités physiques et des propriétés alimentaires, dépendent de la proportion de leurs parties constituantes qui sont au nombre de quatre.

1.° La principale est sans contredit la fibrine. Pour obtenir cette substance pure, on lave sous un filet d'eau un caillot de sang, comme pour extraire le gluten de la pâte (*pag.* 22), et quand il ne reste plus entre les doigts qu'une matière blanche, élastique, inodore et insipide, qui, en se desséchant, devient dure, cassante et jaune, on a cette fibrine qui forme la base de la viande. Dans le bœuf, par exemple, elle est rouge comme le sang, tandis qu'elle reste blanche dans la chair de la plupart des poissons.

C'est la partie la plus nourrissante des animaux, comme la fécule dans les végétaux : mais elle s'assimile plus facilement au corps, nourrit plus vite et produit plus de chaleur. Ceci suffit pour expliquer pourquoi la nourriture végétale est plus douce, plus rafraîchissante, et la nourriture animale plus chaude, plus excitante.

2.° Dans la chair du bœuf, du mouton et des animaux à chair colorée et savoureuse, il existe une matière que les chimistes nomment *osmazome*, et que nous appellerons simplement *extrait de viande*. Cet extrait est peu abondant; le bœuf, qui en contient le plus, n'en fournit guère que deux gros par livre, et ce n'est cependant que cette matière qui donne au *bouillon* l'odeur et la saveur qui le caractérisent, puisque le bouillon de veau, de poulet, de grenouilles et d'autres animaux, qui n'ont point d'extrait, est à peu près insipide et inodore.

Le *jus* lui doit aussi ses qualités, qui sont bien plus prononcées que dans le bouillon; enfin le *rissolé* qui se forme autour de la viande rôtie, est presque entièrement composé d'extrait.

On conçoit que cette matière, dont l'odeur et la saveur sont très-agréables, doit avoir une influence marquée sur les qualités des viandes qui la renferment. C'en est, en quelque sorte, l'assaisonnement naturel, comme le *gluten* dans la fécule du froment. Elle donne à la viande une action tonique et excitante : voilà pourquoi les chairs qui en contiennent forment un aliment bien plus échauffant, mais dont la digestion est plus prompte et plus facile que les chairs blanches, surtout celles des jeunes animaux.

3.° Lorsqu'on laisse refroidir un bouillon très-fort, il se forme en gelée : cet effet est dû à ce qu'on appelle *gélatine*, laquelle, dans le bouillon ordinaire, est mêlée à l'extrait de viande. Quand on fait bouillir un pied de veau ou de

mouton dans l'eau, on obtient la gélatine pure, matière tremblante, blanche, sans odeur ni saveur, qui se
dissout très - facilement dans l'eau
chaude, et se durcit par l'évaporation,
ce qui forme la colle forte.

La gélatine est bien moins nourrissante que la fibrine ; elle n'est point excitante comme l'extrait de viande ; et
comme elle se digère facilement et
promptement, ainsi que la fécule, et
qu'elle forme un aliment léger et doux,
elle passe pour rafraîchissante. Tel est
en effet le caractère de l'alimentation
qu'elle procure. On peut même établir
en règle que plus une viande contient
de gélatine, moins elle renferme d'extrait, et plus elle est rafraîchissante.
Cet effet est même si prononcé dans les
jeunes animaux et les viandes blanches
où elle abonde, que souvent la digestion en devient pénible, fatigante, au
point de donner le dévoiement. C'est
ainsi que beaucoup de personnes ne
peuvent pas manger de veau trop jeune,
de cochon de lait, et d'autres viandes
qui ne sont pas faites, sans en éprouver
des indigestions et des purgations. Mais
peut-être cet effet tient-il à ce que,

dans les très-jeunes animaux, la gélatine n'a pas encore acquis toutes ses
qualités; car à mesure que l'animal
vieillit, elle cesse d'être visqueuse et
gluante, et n'a plus les mêmes inconvéniens. Il paraît aussi qu'en la faisant
bouillir on obtient un effet semblable,
puisque l'on a remarqué que l'on digère
aisément une gelée provenant de la décoction de viande que l'estomac sup-
portait avec peine.

Au surplus, ce n'est pas dans la chair
des animaux que l'on cherche la gélatine. Il n'est pas une ménagère qui ne
sache qu'elle trouvera plus de gelée en
faisant cuire dans l'eau un pied de veau
qu'une tranche de bœuf. C'est qu'elle
se trouve principalement dans les parties blanches des animaux, les tendons,
les membranes, et surtout les cartilages
et les os.

Bien que la gélatine isolée soit très-
nourrissante, elle n'est d'une facile digestion qu'en en usant en faible quantité. Autrement elle peut produire des
douleurs d'estomac ou des vomissemens, des coliques ou du dévoiement.
Il vaut donc mieux n'en prendre qu'une
petite quantité à la fois, et avoir soin,

pour en faciliter la digestion, d'y joindre quelques assaisonnemens. C'est ainsi que la gélatine tirée des os n'est réellement bonne et restaurante, soit en *tablettes*, soit en *bouillons*, qu'autant qu'en la préparant on y a ajouté des aromates et des légumes aromatiques, comme du girofle, du panais, du céleri, du cerfeuil, etc., et une petite portion de viande de bœuf.

4°. Enfin la graisse est la partie de la chair des animaux la moins importante comme aliment. Elle présente des caractères particuliers dans chaque espèce. Ferme et presque dure dans le bœuf, le mouton et les autres animaux ruminans, elle est molle dans les oiseaux, elle est liquide et coulante comme une huile chez les poissons.

Seule, elle devient un très-mauvais aliment, qui se digère difficilement, et cause des rapports brûlans et des douleurs à l'estomac. Elle ne peut être mangée en quantité notable que par les individus forts, dont l'estomac est robuste, et qui se livrent à des exercices très-actifs.

Telles sont les quatre principales substances qui composent la chair. Telles sont aussi les qualités alimentaires de chacune. Nous allons passer en revue les animaux alimentaires , en commençant toujours par ceux dont les chairs contiennent le plus de ces quatre principes.

DES ANIMAUX QUI CONTIENNENT LE PLUS D'OSMAZOME OU D'EXTRAIT DE VIANDE, ET DONT LA CHAIR EST LA PLUS COLORÉE.

Nous avons remarqué que, dans les végétaux, la fécule était la substance alimentaire la plus répandue, mais que quand la nature y réunissait le gluten, on avait l'aliment le plus parfait : cette considération nous a conduit à dire que le froment était le premier des alimens, et nous avons dû commencer par lui. Maintenant nous dirons que de toutes les parties des animaux la chair est la plus nourrissante ; mais que ceux dans lesquels cette chair contient de l'extrait sont les plus parfaits comme alimens ; il suit de là que le bœuf est le premier des alimens du règne animal. Un semblable rapprochement, présentant le blé et le bœuf comme les deux meilleurs alimens dont l'homme civilisé se nourrit, pourrait servir de texte à d'éloquentes considérations sur l'admirable prévoyance de l'auteur de toutes choses, qui a voulu que l'animal le plus utile à la culture du plus précieux des végétaux, fût justement celui de tous les animaux qui fournit à l'homme l'aliment le plus pàrfait; mais nous préférons justifier nos éloges en indiquant les qualités caractéristiques de la chair du bœuf.

Bœuf.

Il est bien entendu que nous avons voulu parler de cette chair seulement, lorsque nous présentons le bœuf comme celui de tous les animaux qui contient le plus d'extrait de viande. Il ne s'agit donc que de la viande proprement dite, ou de toutes les parties rouges de cet animal. Nous n'entrerons pas dans le détail des différentes pièces du bœuf. Les unes se font ordinairement bouillir; un plus grand nombre se mangent rôties, et ce sont, comme nous le dirons plus tard, les plus nourrissantes et celles qui recèlent toutes les qualités du bœuf. Ce sont ces chairs rôties, surtout lorsqu'elles sont peu cuites qui excitent l'estomac, facilitent son action digestive et fournissent une si grande proportion d'élémens réparateurs que le corps en est restauré plus promptement et plus complétement que par tout autre aliment, et qu'après leur digestion il est rendu très-peu d'excrémens. Lorsque l'on mange beaucoup de bœuf et très-peu d'autres alimens, il se manifeste beaucoup de chaleur, une grande activité dans toutes les fonctions, et, si ce régime a une certaine durée, le corps prend plus de vigueur, la quantité du sang augmente, et tout décèle un surcroît de force, mais en même tems une disposition aux inflammations, aux hémorrhagies, aux apoplexies et à toutes les maladies qui proviennent d'une nourriture trop substantielle. On lit dans Homère que les héros Grecs réparaient leurs forces, ou s'en préparaient de nouvelles, en mangeant de la chair de bœuf rôtie; tel était le régime auquel on soumettait à Rome les athlètes; et il paraît qu'à Londres les boxeurs de profession doivent leur force à l'usage de cette espèce de nourriture.

Il y a deux choses dans la viande de bœuf : les fibres, qui sont la portion matérielle de l'aliment, le jus qui facilite la digestion des fibres et en forme un aliment excitant.

Ces deux principes sont réunis dans le bœuf rôti ; dans le bouilli, il ne s'en trouve plus qu'un. Le jus a passé dans le bouillon ; il s'y est aussi dissous de la gélatine et de la graisse : ce sont ces trois substances qui rendent le bouillon nourrissant. Aussi le *bouilli* proprement dit n'offre-t-il que des fibres assez sèches, presque sans saveur, et n'est-il que faiblement nourrissant, à moins que la viande ne soit très-peu cuite ; d'où il suit que, meilleur est le bouillon, moins bonne est la viande.

Il n'est pas besoin d'avertir les ménagères que la partie du bœuf appelée *filet* doit toujours être préférée comme étant en même tems la plus tendre, la plus succulente et la plus facile à digérer ; mais ce que toutes ne savent pas, c'est que les bœufs de Normandie, principalement du Cotentin et de la vallée d'Auge fournissent la meilleure et la plus belle viande ; viennent ensuite ceux de l'Anjou, du Nivernais, de la Gascogne ; tandis que ceux de Bour-

gogne ne fournissent qu'une chair médiocre, et que celle des bœufs de Pro-
vence est sèche, dure, d'une saveur
forte, d'une odeur désagréable.

Nous ne devons pas parler de la vache, dont nous conseillons de ne manger que quand on ne peut se procurer du
bœuf; elle a les mêmes qualités, mais
à un degré beaucoup moins prononcé; sa
viande est d'un tissu plus lâche sans être
plus tendre ; elle contient bien moins
de jus de viande, est d'une saveur
moins agréable, et forme un aliment
moins restaurant.

Mouton.

Il n'y a que le bœuf qui contienne
plus de jus de viande que le mouton.
Sa chair est un peu plus tendre ; elle est
plus facile à digérer par certains estomacs, presque aussi nourrissante. mais
produit moins de chaleur, d'excitation.
Le bouillon de mouton n'a pas cette
odeur aromatique, cette saveur piquante et agréable de celui du bœuf,
tandis qu'une côtelette, un gigot rôti
ne le cèdent pas en qualité à la viande
de bœuf.

Porc. — Sanglier.

C'est avec raison qu'on a appelé le cochon une encyclopédie nutritive. Aucun autre animal ne fournit à lui seul un aussi grand nombre de mets. Il ne faut pas juger de la couleur de sa chair par celle du *jambon*, dans lequel la teinte faiblement rouge qui lui est naturelle, a été exaltée par l'effet du sel et de la fumée. Cette chair au reste, est ferme, résistante, serrée, et ne contient que très-peu de graisse, bien que l'animal en renferme beaucoup, mais qui est rassemblée en grande partie sous la peau. Il est généralement connu que la chair de porc est très-lourde, et ne peut être digérée que par les bons estomacs et les personnes fortes qui se livrent à des exercices actifs. On sait aussi qu'elle nourrit beaucoup. Au surplus, il ne faut pas croire trouver cette chair seulement, dans ce que l'on appelle les *charcuteries ;* les nombreux et forts assaisonnemens qu'on y ajoute en font des préparations bien plus échauffantes, bien plus excitantes que ne seraient des côtelettes ou un filet de

porc frais rôtis. Pour se faire une idée
exacte des qualités alimentaires de la
charcuterie, il faut y voir des substances très-nourrissantes, mais d'une
digestion difficile et fortement échauffantes.

Le sanglier ne diffère du cochon que
par la plus grande fermeté de sa chair,
et une odeur plus forte. Du reste, la
hure en est la partie la plus recherchée
et la plus délicate.

Chevreuil. — Daim. — Cerf.

La chair du chevreuil ressemble beaucoup à celle du mouton ; elle en a aussi
les qualités nutritives ; mais l'odeur
d'animal sauvage qui la caractérise la
fait rechercher par les personnes qui
aiment le gibier, et repousser par les
autres. C'est au reste le meilleur gibier
et le plus sain ; cependant, pour que
sa chair soit tendre et bien savoureuse,
il faut que l'animal ait d'un an à dix-
huit mois ; car plus vieux elle est dure,
trop jeune, elle est mollasse. Les che-
vrettes sont encore tendres dans un
âge plus avancé. Enfin, on doit préférer les chevreuils bruns aux roux, et

ceux qui ont habité un pays sec, élevé, où ils n'ont pas été inquiétés.

Le daim est aussi estimé en Angleterre que le chevreuil en France. Sa chair est moins tendre, moins succulente.

Le cerf est encore plus dur, plus coriace ; il a une odeur de gibier encore plus forte. Il ne peut procurer un aliment sain et agréable que lorsqu'il est jeune.

Lièvre.

Sa chair est serrée, tendre, et si colorée, que le jus qui en sort pendant la cuisson est véritablement noir. La saveur en est agréable, l'odeur assez forte ; elle est très-nourrissante et un peu échauffante.

Macreuse.

La chair de cet oiseau aquatique est très-colorée, mais huileuse et indigeste.

Alouettes. — Mauviettes. — Passereaux.

Tous ces petits animaux ont la chair

très-brune et délicate, en même tems que tonique et échauffante.

Grives. — Becfigues. — Ortolans.

Petits gibiers très-recherchés, dont la chair colorée, délicate, fine et très-savoureuse, est excitante comme celle des animaux sauvages, fort nourrissante, et semble préférable à celle des autres petits oiseaux, bien qu'elle soit très-grasse, surtout en automne, qu'elle pèse comme les viandes trop grasses et qu'elle ne soit bien digérée qu'en l'assaisonnant beaucoup.

Bécassine.

Gibier assez gras, surtout après les premières gelées, mais d'une graisse très-fine. Sa chair a les qualités de la mauviette.

Bécasse.

Gibier très-charnu, dont la chair est peu tendre et a besoin d'être conservée, ce qui diminue son odeur. La bécasse est très-grasse en décembre et janvier;

mais elle maigrit au printems, devient dure, sèche et d'un fumet très-fort. Les jeunes ont moins de fumet; la chair en est plus blanche, plus tendre et plus délicate. Dans tous les cas, la cuisse est plus tendre que l'aile, parce que cet oiseau vole beaucoup.

Caille.

Chair nourrissante, échauffante comme le gibier, et qui ne pèse que quand, à l'automne, elle est trop grasse ; car au printems et en été c'est un bon aliment : elle est même quelquefois trop sèche.

Perdrix. — Faisan. — Coq de bruyère.

Ces gibiers ne diffèrent que par le volume, surtout la perdrix et le faisan. Celui-ci a besoin d'être en venaison pour l'attendrir et le rendre plus agréable au goût. La chair du jeune faisan est plus blanche, tendre, délicate, facile à diégrer et plus savoureuse que celle du poulet. Le coq de bruyère est un excellent gibier, très-gros, et délicat quand il est jeune ; car vieux, sa chair est noire, dure et sent le sapin. La perdrix rouge est préférable à la grise. Comme elle marche plus qu'elle ne vole, l'aile est plus tendre. La chair de ces animaux est ferme, colorée, savoureuse, très-nourrissante, échauffante, et fait du bouillon assez bon, mais réellement échauffant. Il en serait de même du vieux coq de basse-cour, qui est quelquefois très-dur.

Pigeon.

Sa chair est colorée, mais légère et plus tendre que celle de la perdrix. Elle n'est tonique et échauffante que quand il est vieux. Le pigeonneau est un aliment délicat qui se digère facilement et nourrit bien.

Canard.

C'est un bon manger quand il est jeune et étouffé plutôt que saigné. Sa chair est brune, un peu ferme, savoureuse, et n'est difficile à digérer que quand il est trop gras ou trop vieux. Les aiguillettes et les ailes en sont les meilleures parties.

Le canard sauvage a plus de saveur et une odeur plus prononcée de venaison ; il est plus délicat, plus tendre que le canard domestique, mais plus échauffant et comme imbibé d'huile qui tend à se rancir, et ne convient point aux estomacs délicats. Cependant, on regarde celui de nos basses-cours, qui est plus gros, comme plus lourd, sans avoir les bonnes qualités du canard sauvage.

Oie.

Sa chair est comparable à celle du canard, seulement elle est plus grasse, ferme, et succulente. Elle nourrit beaucoup, mais ne peut être digérée que par des estomacs robustes, des personnes exercées et fortes. Toutefois, nous devons dire qu'une jeune oie peu grasse est un fort bon aliment, qui ne pèse pas beaucoup sur l'estomac, surtout cuite en *daube*.

Poule d'eau.

Cet oiseau a la chair grasse comme le précédent ; elle est encore plus indigeste et beaucoup moins agréable à cause de son goût sauvage. Il est peu recherché et ne mérite pas de l'être davantage. C'est en *daube* qu'il est le moins mauvais.

Du Cœur et des Langues.

Ces parties diffèrent si peu de la chair des animaux dont elles proviennent, qu'on pourrait se dispenser de les en distinguer sous le rapport des qualités alimentaires. Néanmoins, nous remarquerons que le cœur conserve ordinairement, surtout dans les grands animaux, des portions de gros vaisseaux dont la digestion n'est pas aussi facile que celle du cœur lui-même. Au contraire, les langues sont formées de fibres serrées, fines, et en général plus délicates que la chair des animaux, mais qui ont un peu moins de saveur, comme elles sont moins colorées.

Des Rognons.

Le tissu en est très-compacte, très-ferme, et la digestion en serait assez pénible lors même qu'on les débarrasserait des parties tendineuses qu'ils renferment. Ils ne conviennent pas aux estomacs délicats, et l'odeur qu'ils laissent exhaler décèle quelquefois que leur fonction a été de sécréter l'urine. C'est un aliment à la fois lourd et un peu excitant.

———

DES ANIMAUX A CHAIR BLANCHE ET FERME.

Il en est qui ne sont point gras, comme les oiseaux de basse-cour, qui ont passé la jeunesse et n'ont point été engraissés, et surtout les mâles, les femelles ayant la chair plus lâche et moins fournie. Les vieux ont la chair plus dure que ferme et sont difficiles à digérer. Nous devons aussi placer ici quelques poissons, en raison de la fermeté de leur chair et de la difficulté de les digérer, mais après avoir mentionné les *écrevisses*, les *homards*, les *crevettes* et les *crabes*, dont la chair blanche, assez fine, délicate, savoureuse, agréable, très-nourrissante, ne le cède sous ce rapport qu'aux chairs colorées des oiseaux et des grands animaux. Cette chair, au surplus, est remarquable en ce qu'elle excite beaucoup de chaleur et stimule l'estomac; c'est même un aliment si échauffant, qu'on ne saurait en manger beaucoup sans exciter des désirs qui seraient dangereux chez les jeunes gens. Du reste, la digestion en est bien plus facile que celle des poissons suivans.

Le *thon* est peut-être le plus indigeste, surtout quand il est frais. Celui que l'on vend dans l'huile a été rôti, frit et assaisonné; et malgré ces préparations, il ne doit encore être mangé qu'en petite quantité, seulement comme hors-d'œuvre.

L'*esturgeon* a une chair plus délicate et plus savoureuse, mais grasse, et qui fatigue les estomacs débiles, ne nourrit qu'en pesant beaucoup, et a besoin d'être rôtie et fortement assaisonnée.

La *morue* a la chair ferme et serrée: elle n'est facilement digérée que fraîche, car après avoir été séchée et salée, elle pèse toujours sur l'estomac. On la vend, dans cet état, sous le nom de *merluche*.

Elle est dure, coriace, et a besoin d'être laissée long-tems dans l'eau, autant pour l'attendrir que pour la dessaler.

La *raie*, au contraire, a besoin d'être conservée pour perdre sa dureté ; mais elle devient plutôt lâche et molle que tendre. Elle n'est point très-indigeste, et nourrit assez bien.

Le *maquereau* a la chair ferme, serrée, et un peu grasse ; il se digère assez difficilement, et doit être repoussé par les personnes délicates dont l'estomac est faible.

Le *saumon* est aussi assez ferme, pesant, difficile à digérer ; mais il est plus nourrissant que les précédens.

Le *lapin* qui n'est plus jeune, a la chair assez ferme pour le placer ici ; mais elle est fade, peut être digérée par les estomacs faibles, les convalescens, et faire un bouillon léger.

DES ANIMAUX A CHAIR BLANCHE,
TENDRE ET GRASSE.

Il en est qui ne sont tendres que parce que leur chair est pénétrée de graisse : tels sont le *chapon*, la *poularde*, et les animaux engraissés artificiellement. Mais il faut remarquer que les plus gras sont les plus difficiles à digérer. C'est pourquoi les parties les moins grasses, comme les ailes et les chairs qui y tiennent sur la poitrine, lesquelles sont tendres parce que ces animaux ne volent pas, sont meilleurs et plus salubres que celles qui entourent le croupion.

Il convient de placer ici des poissons à chair tendre, mais grasse, onctueuse, pesante sur l'estomac, lente à digérer, et qui donne des rapports nidoreux.

L'*anguille* se distingue par l'excellent goût de la chair, qui est tendre et molle, est en même tems visqueuse et chargée d'huile : elle est peu nourrissante, relâche, et peut même donner le dévoiement si on en mange trop. Rôtie, elle est moins indigeste. Les assaisonnemens forts lui conviennent, et il faut éviter de mettre de l'huile dans la sauce dite *tartare* avec laquelle on la sert le plus souvent.

Les mêmes remarques peuvent s'appliquer à la *lamproie* qui est encore plus grasse, plus difficile à digérer, moins agréable, et répugne encore plus promptement.

Les *carpes trop grasses* sont dans le même cas, ainsi que l'*alose* qui s'altère très-promptement, mais qui, quand elle est bien fraîche, est meilleure que les précédens et plus facile à digérer.

Nous citerons encore la *tortue* comme ayant une chair grasse et de difficile digestion.

Quant au *dindon*, bien que sa chair soit grasse, elle est infiniment préférable aux précédentes. Elle est à la fois assez tendre et compacte pour contenir beaucoup de matière nourrissante sous un petit volume ; elle ne contient pas assez de graisse pour être lourde, et renferme une petite proportion d'extrait excitant qui en aide la digestion. C'est un aliment assez délicat et sain lorsqu'il est jeune , engraissé avec soin , et surtout la femelle.

Il est des animaux à chair blanche plus tendre encore ; ce sont ceux dans lesquels la graisse, moins abondante, est unie à une certaine quantité de gélatine, comme les jeunes volailles de basse-cour, le *lapereau*, le *perdreau* et surtout le *poulet*.

On sait combien la chair d'un poulet de moins d'un an est tendre , délicate, agréable et facile à digérer. La poule, au contraire , et le coq surtout, ont une chair qui, avec l'âge, devient de plus en plus dure et moins savoureuse.

POISSONS.

Nous ne voulons parler ici que de ceux dont la chair, très-tendre et délicate, se digère promptement sans peser sur l'estomac. Il n'en est pas, avec le poulet, qui convienne mieux aux convalescens que le *merlan*, la *limande*, la *perche*, l'*éperlan*, le *goujon*, le *rouget*, la *carpe maigre*, malgré ses trop nombreuses arêtes, la *sole*, qui a la chair plus ferme, et même le *turbot*, ainsi que le *carrelet* et la *barbue* qui en approche beaucoup. Le *brochet*, dont la chair blanche, savoureuse, assez ferme et feuilletée, est un aliment agréable, et d'autant plus facile à digérer qu'elle est peu grasse. Les jeunes sont au reste plus légers, et la chair du dos et de la queue est la meilleure. Le foie est aussi assez recherché; quant aux œufs, puisqu'ils ont quelquefois causé des accidens tels que des vomissemens et le dévoiement, malgré l'opinion de ceux qui nient ces effets, il vaut mieux n'en pas manger. La *dorade*, qui n'est guère en usage que dans le midi de la France, mais dont la chair, surtout quand ce poisson n'est pas trop gros, est d'une grande légèreté, facile à digérer, très-nourrissante et d'un goût exquis. Enfin la *truite* et la *lotte*, dont la chair est assez délicate.

Après ces poissons, nous ne ferons qu'indiquer le *hareng*, dont la chair assez grasse ne se digère pas aussi aisément, et a besoin d'être assaisonnée quand il est frais; tandis que, salé ou fumé, c'est-à-dire *pec* ou *saur*, il est âcre, échauffant, et encore plus difficile à digérer.

Le *barbeau* est meilleur vieux, parce que sa chair muqueuse, douceâtre, perd les mauvaises qualités qui en rendent la digestion pénible. Il nourrit peu. Son foie est recherché, mais il faut jeter ses œufs.

Enfin la *brème* est fade et visqueuse et la *tanche* assez dure.

Au surplus, nous ferons remarquer que les poissons saxatiles, ou ceux d'eau vive, sont les pluslégers et les meilleurs, tandis que ceux des eaux stagnantes ont une chair lourde et indigeste.

Nous ajouterons encore qu'en général les poissons forment une nourriture relâchante, non pas autant que les viandes gélatineuses dont nous allons parler, mais bien plus que les jeunes volailles, et, à plus forte raison, que les chairs colorées. La chair de poisson nourrit assez bien, comme le prouve l'exemple des hommes qui en vivent exclusivement ; toutefois elle ne produit pas cette chaleur qui, dans les autres viandes, rend la restauration manifeste, et, à cause de cela, elle passe pour beaucoup moins nourrissante qu'elle ne l'est réellement.

———

DES ANIMAUX A CHAIR GÉLATINEUSE.

Tout ce que nous avons dit de la gélatine, page 51 et suivantes, trouve ici son application. Nous rappellerons seulement que plus les animaux sont jeunes plus ils sont gélatineux, moins ils nourrissent et plus la digestion en est difficile. Le *cochon de lait* a plus de matière glaireuse que de chair ; il n'y a que la peau de certains poissons, comme la morue, qui soit dans le même cas ; enfin les oiseaux, après quelques jours, perdent cette viscosité.

Il faut placer dans la même catégorie tout ce que l'on appelle *pieds, oreilles, têtes, jarrets, palais*, etc., etc., de cochon, de veau, de mouton, de bœuf, dont en général il est prudent de ne manger qu'en petite quantité, et avec des assaisonnemens capables de réveiller l'action de l'estomac autant que de remédier à leur insipidité.

Le *chevreau* et *l'agneau* sont plus nourrissans. Leur chair est assez délicate, très-rafraîchissante ; mais il n'en faut prendre que peu à la fois, parce que ces alimens ne fournissent aucun principe capable d'exciter les organes digestifs, et produisent, quand ils restent dans l'estomac, des indigestions violentes.

Le *veau* est préférable quand il n'est pas trop jeune; mais il a besoin d'être assaisonné, et ne convient qu'à un petit nombre d'estomacs.

La *grenouille* a une chair tendre et délicate qui est comparable à celle de l'agneau, et qui est plus facile à digérer, bien qu'elle ne nourrisse pas beaucoup plus ; elle convient mieux aux estomacs faibles.

Le *limaçon* ou *escargot* est beaucoup moins nourrissant et plus indigeste. Sa chair est insipide et a besoin de forts assaisonnemens pour être agréable.

TROISIÈME CLASSE.

DES ALIMENS QUI NE CONTIENNENT NI CHAIR NI FÉCULE.

Ces alimens sont très-nombreux : nous allons d'abord indiquer ceux qui se rapprochent le plus des précédens, et, avant de passer aux végétaux proprement dits, nous dirons quelques mots des champignons et des truffes.

Du Sang.

C'est principalement le sang de bœuf et celui de cochon que l'on emploie comme aliment. On a dit avec raison que c'était une chair coulante. Il contient, en effet, tous les principes des viandes riches en matériaux de nutrition; il est très-nourrissant et en même tems très-échauffant. La cuisson lui donne une couleur presque noire : dans le *boudin*, il prend une saveur forte qui se renouvelle long-tems par des rapports. Ainsi préparé, le sang est d'ailleurs uni à du lard, de la graisse et des assaisonnemens qui en font un manger fort indigeste, pesant, incommode par la chaleur qu'il développe dans l'estomac, jusqu'à produire des douleurs vives et tous les accidens des mauvaises digestions. En sorte que, bien que très-nutritif, le boudin est une mauvaise nourriture dont il ne faut user qu'avec beaucoup de ménagement, et ne manger dans chaque repas qu'une petite quantité, afin que ses qualités malfaisantes soient atténuées par les autres alimens.

Des Foies.

Ils présentent de grandes différences dans leurs qualités alimentaires selon l'animal dont ils proviennent. Celui de bœuf est d'un rouge très-foncé, contient beaucoup de sang, et forme un aliment très-lourd qui devrait être réservé pour donner au bouillon plus de corps, de couleur et de goût, en le joignant à la viande et aux légumes dans le *pot-au-feu*. Le foie de veau est préférable, mais il faut remarquer qu'en général les foies de tous les animaux sont composés, en majeure partie, d'une substance analogue au blanc d'œuf, ce qui explique pourquoi la cuisson augmente plutôt leur dureté que de les atendrir. Aussi, plus le foie de veau est cuit, plus il est compacte et difficile à digérer; il faut le manger, pour ainsi dire, saignant; et même à cet état c'est un mauvais aliment qui pèse sur l'estomac si l'on en mange beaucoup. Les foies de mouton et de cochon sont aussi bons que celui de veau; ceux des animaux moins gros n'en diffèrent que par un peu plus de délicatesse; il en est de très-recherchés dans quelques poissons; mais ce sont principalement les *foies gras* qui jouissent d'une grande réputation parmi les gourmands. Ce sont cependant les plus indigestes de tous, parce qu'aux inconvéniens propres aux foies, se trouvent joints ceux d'une surabondance de matière graisseuse qui en rend la digestion encore plus pénible, et fait que, sous une même quantité de cet aliment, se trouve moins de matière vraiment nourrissante.

Nous ne ferons que nommer la *rate*, parce que cette partie est peu en usage. C'est une matière spongieuse, molle, aussi difficile à digérer qu'à mâcher, et qu'il faut abandonner aux estomacs robustes, pour lesquels elle est d'ailleurs assez nourrissante.

Cervelles, Ris, Fraises, Tripes, Gras-double, Mou de Veau.

Les *cervelles* ont cela de commun avec les foies, que leur base principale est une matière analogue au blanc d'œuf, et qu'elles sont également durcies par la cuisson ; elles ne contiennent pas de graisse, bien qu'elles aient l'apparence graisseuse. Elles semblent ne point différer dans les divers animaux, et ont en effet dans tous la plus grande analogie. On estime cependant beaucoup moins, et avec raison, la cervelle de bœuf que celles de veau et de mouton. Les cervelles des petits animaux sont encore plus délicates ; mais

5 *

c'est en général un aliment fade et in-sipide, dans lequel la quantité de phos-phore et d'extrait de viande, que les chi-mistes y ont trouvée, n'est pas assez considérable pour exciter l'action di-gestive de l'estomac, en sorte qu'il est lourd, et ne peut être facilement digéré qu'en en relevant la saveur par des assai-sonnemens un peu excitans. Il ne faut donc en manger que peu. La cervelle nourrit d'ailleurs assez bien lorsqu'on la digère.

Les *ris* sont des espèces de glandes qui se trouvent dans la poitrine de veau ; c'est un aliment douceâtre com-me les cervelles, plus gras, et qui, n'excitant pas davantage l'action de l'estomac, doit être pris en petite quan-tité et avec des assaisonnemens ou d'au-tres alimens.

La *fraise de veau* est plus gélati-neuse et se rapproche, par ses qualités, des pieds et des oreilles. Elle est par conséquent plus rafraîchissante que nourrissante. On la prend dans le ven-tre du veau ; aussi ce qu'on nomme *tripe, gras-double* et autres parties intestinales du bœuf, n'en diffèrent qu'en ce qu'elles sont beaucoup moins délicates.

Le *mou de veau* est, comme on sait, le poumon ; c'est un aliment assez doux, mais peu nourrissant, et qui a besoin d'assaisonnemens un peu excitans pour en faciliter la digestion.

Huîtres.

Lorsqu'elles sont fraîches, de moyenne grosseur et d'un blond rosé, elles forment un aliment des plus sains ; et qui, sous un petit volume, donne beaucoup de nourriture sans fatiguer l'estomac. Elles excitent même l'appétit, se digèrent facilement, restaurent assez vite et conviennent aux convalescens, aux estomacs fatigués et aux vieillards, aussi bien qu'aux hommes forts et robustes. L'eau salée qui se trouve dans la coquille n'est que de l'eau de mer à laquelle l'animal a fait subir des changemens qui l'ont rendue agréable ; c'est l'assaisonnement naturel de l'huître et qui en accélère la digestion. S'il était besoin d'autres excitans, le citron et les acides végétaux seraient les meilleurs ; viendrait ensuite le poivre ; mais il faudrait repousser l'eau-de-vie qui les durcit, et le lait qui ne les dissout nullement et ne fait qu'en rendre la digestion plus pénible en affaiblissant l'estomac. Les vins blancs, plus acides que spiritueux, sont ceux qui conviennent le mieux pour faciliter la digestion des huîtres.

Comme elles contiennent beaucoup de matière semblable au blanc-d'œuf, la cuisson leur fait perdre leurs bonnes qualités nutritives ; elles deviennent opaques, dures, coriaces et difficiles à digérer. Les huîtres *marinées* ne sont pas meilleures que les *cuites*, malgré la saumure qui devrait en faciliter la digestion, mais qui ne fait que les durcir. Les *huîtres vertes* ont au contraire une chair plus tendre, une saveur plus délicate, plus poivrée, plus agréable ; mais il faut prendre garde que la couleur verte n'ait été donnée artificiellement par du vert-de-gris ou d'autres substances nuisibles. On sait que de mai en septembre, les huîtres fraîches sont souvent molles, livides, fades, insipides, beaucoup moins nourrissantes et difficiles à digérer.

Moules.

La *moule*, qui est de nature analogue aux huîtres, devrait également se manger crue ; cependant, comme elles durcissent moins par le feu, le plus ordinairement on les fait cuire, ce qui les rend moins agréables et surtout plus indigestes. Il faut toujours en manger peu à la fois, et jamais depuis le mois de mai jusqu'en septembre, tems pendant lequel elles déterminent plus souvent des accidens qui ne sont pas dus, comme on le croit, aux crabes, et qu'il faut combattre par un vomitif et des boissons douces acidulées, par de l'éther à haute dose, ou seulement par un verre d'eau-de-vie ou de rum.

OEufs.

Par les qualités alimentaires, le blanc et le jaune des œufs diffèrent presque autant que par les qualités extérieures.

Le *blanc*, mangé cru sortant de la

coquille, pèse sur l'estomac, parce que l'albumine qui le forme étant contenue dans des membranes entières, il en résulte une masse que l'estomac n'attaque pas facilement ; cependant, quelques personnes le mangent ainsi sans incommodité, ce qui tient peut-être à ce qu'elles l'avalent encore chaud au moment où l'œuf vient d'être pondu. Quand le blanc-d'œuf est un peu battu, il est moins indigeste, mais peut encore nuire par sa viscosité.

En le faisant cuire très-peu, ce qu'on appelle *en lait*, les membranes sont détruites, et il se digère bien plus aisément ; mais on ne peut lui donner cet état laiteux que dans les œufs très-frais, bien pleins, et que l'on cuit *à la coque*.

Il est généralement connu que plus le blanc-d'œuf cuit, plus il est dur. A l'état *d'œuf dur*, il prend une odeur sulfureuse d'autant plus prononcée qu'il est moins frais et plus cuit.

Le *jaune-d'œuf* se compose d'une matière semblable au blanc, mais qui est mise dans un état particulier par le mélange d'une huile grasse et d'une matière colorante jaune. En battant le blanc et le jaune, c'est le blanc qui paraît dissous, puisque le mélange conserve plus des qualités du jaune. Ce dernier, soit cru, soit trop cuit, est moins bien digéré qu'à l'état de demi-cuisson, mais sous ces trois formes, c'est toujours un meilleur aliment que le blanc. Il se gonfle dans l'estomac, nourrit bien, fournit peu d'excrémens, et, par ce motif, passe pour échauffer, resserrer.

Ces qualités sont celles des œufs entiers, quoiqu'à un moindre degré, et la meilleure manière de les manger consiste à faire un mélange du blanc et du jaune avant de les cuire. Il en résulte que le blanc ne devient pas dur comme en le cuisant seul, et que l'*omelette*, par exemple, loin d'être ferme et compacte, est molle et forme un aliment bien plus sain que les *œufs* dits *sur le plat*, où les bonnes qualités du jaune ne remédient pas aux inconvéniens du blanc, qui est toujours durci complétement. De même dans l'*œuf à la coque*, surtout s'il est un peu trop cuit, on fera bien de broyer le jaune avec la portion de blanc qui reste cuite à l'état de lait, de ne manger que ce mélange, et de laisser tout le blanc durci qui tient après la coquille.

Les œufs sont d'autant meilleurs qu'ils sont plus frais et cuits à point. À cet état, ils sont plus doux, nourrissent beaucoup, fortifient, se digèrent aisément, et conviennent aux convalescens qui ont déjà pris une nourriture plus légère.

Quand ils sont conservés ils sont moins bons et surtout plus échauffans, à cause du gaz sulfureux qui s'y développe. Enfin, quand ils sont trop gardés, il est peu d'alimens plus désagréables et qui puissent devenir plus putréfactifs.

Les œufs de poules sont les plus employés, probablement parce qu'ils sont les plus communs, car ceux de dindons sont plus délicats, ainsi que ceux de canards ; mais ces derniers ne peuvent être mangés à la coque, leur blanc, au lieu de devenir laiteux, prenant une consistance de colle, une couleur blanc pâle et un goût de sauvageon.

Les œufs de poissons ressemblent beaucoup à ceux des oiseaux ; mais ils sont presque tous jaunes, parce que

le *blanc* y manque le plus ordinairement ; aussi ne se durcissent-ils par la
cuisson que comme le jaune-d'œuf.
L'on accuse ceux qui, par le feu, ne
se durcissent pas et restent visqueux,
demi-transparens, d'irriter et de purger fortement. Nous avons déjà dit que
l'on peut redouter cet effet des œufs de
barbeau et de brochet.

Lait.

Le lait tient le milieu entre la nature
végétale et animale ; c'est un aliment
fort doux, qui se digère facilement et
promptement, mais qui convient plus
aux personnes faibles, et qui n'ont pas
besoin d'une forte restauration, qu'à
celles d'une santé robuste et qui s'exercent beaucoup. Il a en même tems
pour effet de relâcher, d'affaiblir l'estomac et les intestins, ce qui le rend
nuisible à certaines personnes à qui il
cause le dévoiement, et pour lesquelles
il devient un mauvais aliment. Cet effet relâchant est diminué lorsqu'on l'a-
romatise avec la fleur d'oranger, la cannelle, la vanille ou autre aromate, et
surtout par le café. Ceci explique pour-

quoi le *café au lait*, dont l'usage est si répandu, est un aliment aussi sain qu'agréable. Le sucre en facilite aussi beaucoup la digestion, ainsi que les liqueurs spiritueuses.

Le lait se caille et s'aigrit toujours quand il est arrivé dans l'estomac; mais quand cet effet a lieu trop vite, il en résulte une mauvaise digestion, des rapports aigres, des coliques, que l'on prévient souvent en y mêlant un peu de magnésie ou d'eau de chaux. Quand, après plusieurs essais, le lait de vache, que l'on emploie le plus ordinairement, ne peut être digéré, il faut donner celui de chèvre, de brebis ou d'ânesse, et ce n'est pas toujours le plus léger qui se digère le mieux, ce qui tient à une disposition le plus souvent inexplicable de l'estomac. Il arrive aussi quelquefois que le lait, après avoir été bien digéré pendant quelque tems, produit tout-à-coup un dérangement qui fait perdre l'appétit complétement et amène un état bilieux que l'on attribue au beurre qui se trouve dans ce liquide : il faut, dans ce cas, y renoncer et prendre un purgatif.

On rend le lait plus nourrissant en

y ajoutant une fécule, une farine, une graine céréale quelconque; mais ces alimens conservent toujours l'action relâchante du lait. Il en est de même des *crèmes* que l'on prépare en ajoutant au lait des œufs, du sucre et des aromates; on n'en doit manger qu'en petite quantité, parce qu'elles sont en général assez pesantes.

On sait que le lait est disposé à s'aigrir, ce qu'on prévient, sans nuire notablement à ses qualités, en le faisant bouillir. Si on l'abandonne à lui-même il se sépare bientôt en deux parties : le *petit-lait* qui en forme les neuf-dixièmes, et le *caillé;* mais avant cette séparation il s'était élevé, à la surface du lait, une couche de *crème* qui contenait le *beurre :* telles sont les quatre parties constituantes du lait.

Le *petit-lait* est plutôt une boisson rafraîchissante qu'un aliment; cependant celui qu'on retire en faisant le beurre est assez nourrissant.

Le *caillé* forme une gelée blanche, tremblante, aigrelette, qui ne contient ni crème, ni beurre, qui est très-rafraîchissante et facile à digérer. Quand on le fait égoutter et qu'on le mange à l'état de *fromage blanc*, avec du sel ou du sucre, il se digère assez bien, mais il est plus compacte et moins léger. Quand le caillé a été séparé promptement du lait par la présure, il est moins acide, ainsi que le fromage blanc que l'on en forme, plus doux, mais se digère plus difficilement.

Ce dernier fromage, que l'on vend à Paris sous le nom de fromage *à la pie*, se fait avec du lait *écrémé*, tandis que, pour faire les *fromages à la crème*, on emploie du lait entier, ou même on ajoute de la crème. Ces fromages sont d'autant plus doux, onctueux et agréables, que le lait qui les a fournis contenait plus de crème ; mais ils sont en même tems plus lourds et plus pénibles à digérer, parce qu'il s'y trouve une plus grande quantité de beurre.

Le lait, exposé à l'air, se couvre bientôt d'une couche de matière légère, épaisse, d'un blanc mat ou jaunâtre, onctueuse, grasse et huileuse, délicate, d'une saveur douce et agréable : c'est la *crème*. Elle contient le beurre dont nous parlerons plus tard. La crème ne se prend guère seule comme aliment, parce qu'elle se digère difficilement, en raison du beurre qui s'y trouve. Elle a une grande analogie avec ce dernier, sous le rapport des propriétés nutritives, puisque, comme lui, elle cause des douleurs d'estomac, des coliques, et que ces effets se communiquent souvent aux alimens dans lesquels on la combine avec le sucre, les aromates, les spiritueux, etc. Le café est le tonique excitant qui en modifie l'action relâchante de la manière la plus avantageuse, et bien que le *café à la crème* soit d'une digestion moins aisée que le café au lait, c'est encore un aliment assez sain pour être supporté par beaucoup de personnes.

Fromages.

La partie caséeuse du lait et la crème forment la base de tous les fromages qui peuvent être divisés en trois classes :

1°. Les *fromages récens et sans sel,* dont nous venons de parler, et auxquels nous ajouterons ceux de Neufchâtel récens, et ceux de Viry qui n'ont pas de propriétés différentes ;

2°. Les *fromages récens et salés*, comme celui de Neufchâtel salé, celui de Brie très-nouveau, le fromage blanc salé, etc. Le sel en rend la digestion bien plus aisée, et ils sont bien plus nourrissans.

3°. Les *fromages salés et fermentés*, dans lesquels le sel a fait éprouver aux parties caséeuses et butireuses une altération qui en a changé complétement la nature et les propriétés. Ce sont alors des alimens très-animalisés, très-excitans et faciles à digérer pour presque tous les estomacs. Quelquefois on y mêle des graines de fenouil, d'anis, de cumin, qui en modifient encore l'action, comme dans le fromage de Gérardmer ou Géromé, dans les Vosges et le Parmesan ; ou du persil, de la ciboule et de l'estragon, comme dans le pays de Limbourg.

Au surplus, il est de ces fromages qui, ayant été simplement salés, égouttés et recouverts de quelques substances étrangères, ou séchés, attirent l'humidité de l'air et se couvrent d'une couche de moisissure, sous laquelle se trouve une sorte de pâte huileuse, disposée à couler, à s'altérer, à se putréfier. Les fromages de Brie, de Marolles, de Livarot sont dans ce cas.

D'autres fromages sont secs, peu altérables, et peuvent être transportés à de grandes distances, sans attirer l'humidité de l'air : tels sont ceux de Hollande, de Gruyère, de Roquefort, et autres semblables qui, après avoir été égouttés, sont soumis à l'action du feu ou de la presse, et peuvent se conserver long-tems sans altération. Ils sont formés d'une sorte de pâte plus ou moins sèche ou huileuse, souvent parsemés de moisissures. Ils sont, en général, salés ou piquans, et plus ou moins âcres, et ce serait un aliment trop excitant si on en mangeait beaucoup. Il est nécessaire de les mêler avec beaucoup d'autres alimens plus doux, surtout quand ils sont très-âcres et très-forts. Il convient même de n'en prendre qu'en petite quantité à la fin du repas. De cette manière, qui est la plus ordinaire, ils deviennent un assaisonnement utile des alimens déjà pris : c'est alors un véritable digestif.

Champignons. — Truffes.

Ces deux végétaux se rapprochent des alimens précédens par le principe végéto - animal qu'ils contiennent et qui est susceptible de se putréfier, sinon à la manière des chairs, du moins en donnant une odeur fort analogue.

Les champignons que Néron appelait un mets des Dieux, parce qu'ils avaient empoisonné les empereurs Tibère et Claude, dont il avait fait faire l'apothéose, et qui, depuis, ont causé la mort du pape Clément VII, du roi Charles VI, de la veuve du czar Alexis et de bien d'autres, sont toujours un aliment lourd et indigeste, même lorsqu'ils sont bien choisis et venus sous couches. La digestion en est lente, et ils fournissent assez peu de matière vraiment nourrissante. Il faut par conséquent éviter d'en manger beaucoup à la fois, et le mieux est de les reléguer, comme on le fait le plus souvent, parmi les assaisonnemens. On a remarqué que les champignons sont moins indigestes quand on les prend récens et qu'on les a fait mûrir dans de l'eau acidulée avec du vinaigre ou du suc de citron.

Les truffes, qui ne sont pas moins difficiles à digérer, sont plus nourrissantes, parce qu'elles contiennent une quantité notable de fécule. Elles renferment aussi un principe plus excitant, ce qui a fait croire qu'elles étaient aphrodisiaques ou rendaient amoureux. Mais cette opinion ne paraît fondée que parce qu'étant toujours d'un prix assez élevé, elles ne sont mangées ordinairement que dans des repas où se trouvent déjà d'autres alimens excitans et fort assaisonnés, qu'on les arrose et qu'elles sont digérées avec des vins généreux, des liqueurs, du café; en sorte que l'on attribue le plus souvent aux truffes ce qui serait très-bien produit sans elles. Nous ferons, au surplus, la recommandation, comme pour les champignons, de n'en pas manger beaucoup à la fois, bien qu'elle ne puissent produire que des indigestions, et qu'elles n'aient jamais d'effets vénéneux. Les meilleures sont celles du Pégirord, les plus noires et les plus lourdes.

ALIMENS VÉGÉTAUX MUCILAGINEUX.

De l'eau bouillie avec de la racine de guimauve, ou de la graine de lin, devient épaisse et gluante. Ces qualités sont dues à du *mucilage*, et ce mucilage forme la base principale des alimens que nous allons faire connaître. Nous remarquerons, toutefois, que cette substance serait lourde et indigeste, si on la prenait isolément ; les alimens qui la contiennent diffèrent, par conséquent, en raison de sa proportion et de la nature des autres principes qui y sont joints. Ceux qui ne renferment qu'un mucilage visqueux, épais et abondant, comme les mauves, par exemple, seront très-difficiles à digérer, ou il faudrait les choisir très-jeunes, les faire cuire et les assaisonner fortement ; c'est ce que l'on fait dans quelques pays.

La figue verte est, par ces motifs, assez indigeste. L'on sait qu'elle est visqueuse et gluante. Elle serait encore plus lourde si le mucilage n'y était pas joint à beaucoup de sucre. Les figues sont, d'ailleurs, très - nourrissantes, surtout *sèches*, mais elles causent des rapports brûlans qui sont toujours à redouter si l'on en mange beaucoup. Les mêmes réflexions peuvent s'appliquer aux *dattes*.

Les alimens les plus doux, qui passent le plus aisément et nourrissent le moins, sont ceux dont le mucilage, peu abondant, est rendu moins épais par une grande quantité d'eau. Nous ne ferons que mentionner, sous ce rapport, le *pourpier*, la *poirée* et l'*arroche* des jardins, qui servent plutôt d'assaisonnemens que d'alimens.

Les *épinards* sont très-faciles à digérer, bien que leur couleur verte ne soit pas détruite et passe avec les excrémens.

La *laitue* est peut-être encore plus douce, en ce qu'elle contient un principe légèrement calmant, ce qui la rend convenable le soir, parce que, chez quelques personnes, elle favorise le sommeil. La *romaine* en diffère peu.

La *chicorée* n'est un aliment doux qu'autant que l'on rejette la partie verte. Les feuilles conservées jaunes, par pri vation de lumière, gardent quelquefois une certaine amertume que la cuisson détruit. Il s'agit ici de la chicorée, dite *frisée*, qui, lorsqu'elle est mangée crue, ne diffère point de la chicorée sauvage étiolée, dite *barbe de capucin*. Elles sont plus ou moins amères et toujours moins douces en salade que la *scarole* et l'*endive*.

Les *cardons*, bien que fort doux, sont la base des feuilles d'une plante dont l'amertume est insupportable. Les *cardes-poirées* ont les mêmes qualités.

Les *haricots verts* n'ont aucune amertume; mais, s'ils sont avancés, ils deviennent durs, filandreux et un peu âcres, qualités dont la cuisson ne les débarrasse qu'en partie. Il vaut mieux les choisir jeunes.

Les *asperges*, comme on sait, communiquent aux urines une odeur insupportable, ce qui provient d'une action spéciale sur les reins. Il est toujours à craindre qu'elles ne produisent une certaine irritation de ces parties chez les personnes qui ont quelques maladies des voies urinaires ; mais, dans toute autre circonstance, elles n'échauffent pas, et c'est en général un aliment doux, et qui ne produit aucune impression excitante sur le reste du corps. Les jeunes pousses du *houblon* se mangent de même, ont des qualités analogues et n'agissent pas sur les urines.

Les *artichauts* sont un aliment sain, et qui se digère d'autant plus aisément que le mucilage y est uni à un principe astringent et légèrement tonique. Quelques personnes les trouvent échauffans et prétendent que leur sommeil en est agité : ce serait une action particulière, car, en général, ils ne produisent pas ces effets.

Les *petits pois* ou *pois verts*, sont d'autant plus doux et moins nourrissans qu'ils sont plus jeunes et plus sucrés. Aussitôt qu'ils ne sont plus tendres, jaunes et succulens, dès qu'ils deviennent verts et fermes, c'est qu'une certaine quantité de fécule s'est formée, et ils se rapprochent plus par leurs qualités des pois secs. Les mêmes remarques peuvent s'appliquer aux *fèves* qui, en les mangeant très-jeunes et sans leur pelure, forment un aliment presque aussi doux que les pois verts et qui n'est guère plus nourrissant.

Les *salsifis* sont doux, légers à digérer, rafraîchissans, sans aucun mélange de principes qui puissent les rendre excitans ou venteux. La racine de *scorsonère* n'en diffère sous aucun rapport, et la vertu échauffante qu'on lui a supposée est imaginaire.

Le *topinambour*, qui ressemble un peu à la pomme de terre pour la forme, mais ne contient, comme cette dernière, ni sucre, ni fécule, n'est pas plus nourrissant que l'artichaut, dont il se rapproche beaucoup pour le goût et les qualités alimentaires.

Il n'est, dans l'usage ordinaire, qu'un seul aliment où le mucilage soit allié à un principe acide : c'est l'*oseille*. Il résulte de cette union une sorte d'assaisonnement rafraîchissant, qui fait de l'oseille un aliment aussi sain qu'agréable, qui peut être mangé en tout tems et par tout le monde sans inconvénient, surtout quand on en a diminué l'acidité par de la poirée, de la laitue, etc. Elle forme elle-même un assaisonnement à beaucoup de viandes blanches, au ris de veau, etc., dont elle facilite la digestion. C'est ce qu'on appelle des *fricandeaux*. L'oseille nourrit peu, mais elle ramène l'appétit; souvent même elle est mangée avec plaisir, et passe sans efforts quand il y a dégoût et difficulté de digérer d'autres substances.

Lorsque beaucoup de sucre est uni au mucilage, on a des alimens encore plus doux que les précédens. Ici la *betterave* tient le premier rang; mais, malgré la grande quantité de sucre qu'elle renferme, elle nourrit moins que la carotte et le panais, parce qu'elle contient beaucoup plus d'eau. Le *melon*, qui renferme plus d'eau que le *potiron*, nourrit moins que ce dernier et rafraîchit davantage. Le préjugé qui fait penser que le melon est *fiévreux*, n'aurait de fondement que si l'on en mangeait avec excès; mais ce serait alors l'abus seul que l'on devrait éviter pour se préserver du danger. Le *melon d'eau* ou *pastèque*, est encore moins nourrissant, parce qu'il est plus aqueux. Le *concombre*, *l'aubergine* et toutes les plantes qui s'en rapprochent, n'ont pas de qualités différentes. Tous ces fruits, avant leur maturité, ont une odeur propre et comme vireuse, qui se ressemble dans tous, qui se modifie ensuite dans chaque espèce, à mesure qu'ils mûrissent, mais dont il reste toujours quelque chose, même dans le melon, et qui produit chez certaines personnes des nausées et des défaillances.

Le *navet*, lorsqu'il est jeune et débarrassé de son écorce, dans laquelle se trouve un principe âcre, devient un aliment doux, rafraîchissant, qui passe assez bien dans l'estomac, mais qui, dans les intestins, laisse dégager beaucoup de vents, souvent d'une odeur de soufre. Il est pour cette cause incommode à un grand nombre de personnes : il nourrit d'ailleurs très-peu, mais ne pèse pas.

La *carotte* contient un principe un peu aromatique, qui permet qu'elle se digère sans produire de vents ; cependant sa digestion n'est pas aussi aisée qu'on le croit communément, puisque chez les convalescens on rencontre souvent des morceaux entiers de cette racine qui n'a pu être attaquée par leurs organes.

Le *panais*, encore plus aromatique, est plus nourrissant en ce qu'il contient une matière analogue aux fécules.

Les plantes qui renferment avec le mucilage un principe aromatique, et dont la saveur est prononcée, sont plus échauffantes que les précédentes. Le *céleri* est dans ce cas. La cuisson ne détruit qu'une partie de ses qualités excitantes; à cet état il devient moins difficile à digérer que lorsqu'on le mange cru, mais il faut n'en laisser manger beaucoup à la fois qu'aux personnes robustes, ou qui ont besoin d'alimens échauffans.

Dans l'*ognon*, le mucilage est uni à un principe piquant et volatil, qui ne se détruit qu'en partie par la cuisson, en sorte que, même cuite, cette substance conserve une qualité assez excitante pour échauffer les estomacs irritables, si l'on en mange beaucoup. A l'état de crudité c'est un des alimens les.

plus stimulans, et qui agit à la manière de l'ail et de la moutarde, mais capable d'exciter l'appétit et de réveiller l'action engourdie des organes digestifs, ou de les enflammer s'ils sont disposés à l'irritation. Nous conseillons de n'user de l'ognon que cuit, et seulement comme assaisonnement.

Le *perreau* est une espèce d'ognon bien plus douce, et dont cependant on use peu isolément : son usage se borne, le plus souvent, à servir d'assaisonnement au pot-au-feu et dans les potages.

Le *chou* n'a pas toutes les qualités merveilleuses que lui attribuait le grave Caton, ni les propriétés malfaisantes dont l'accusent les personnes qui ne peuvent le digérer. Il contient aussi une matière âcre, mais non piquante et volatile comme l'ognon ; lorsqu'il est bien cuit, c'est un aliment assez doux, qui se digère en général assez bien, et relâche souvent le ventre. Cependant il cause ordinairement des vents d'une puanteur assez désagréable. On prévient, il est vrai, cet inconvénient en le faisant cuire avec une viande grasse, mais il en devient plus indigeste. Dans tous les cas, il faut préférer les parties les plus blanches du chou : les feuilles vertes, et par conséquent le *chou vert*, sont très-indigestes, ainsi que les grosses côtes des feuilles blanches. Les qualités du *chou-fleur* sont à peu près les mêmes ; il est seulement un peu plus délicat, si l'on rejette les grosses tiges.

Dans la préparation de la *choucroûte*, le sel et l'acide qui s'est développé par la fermentation, ont remplacé le principe âcre et sulfureux du chou ; il en résulte un aliment plus sain et plus facile à digérer que ce dernier. Cependant quelques estomacs la supportent difficilement.

Le *cresson* est loin d'être rafraîchissant, comme le croient quelques personnes. Il contient du soufre, et sa saveur un peu piquante annonce sa propriété excitante. Il ne produit pas de vents ordinairement et se digère assez bien, mais en échauffant, si l'on en mange beaucoup à la fois.

Les *radis*, qui contiennent les mêmes principes, se digèrent moins bien ; il est peu de personnes auxquelles ils ne causent des rapports soufrés pendant fort long-tems, surtout s'ils sont piquans. Les plus jeunes, tendres, remplis d'eau et très-doux, sont plus faciles à digérer. Les *raves* se rapprochent davantage de ces dernières qualités. Les *radis noirs* ont, au contraire, toutes les propriétés excitantes des radis piquans ; ils échauffent et ne doivent être pris qu'en petite quantité, ainsi que le raifort, que nous retrouverons parmi les assaisonnemens, et dont il partage l'âcreté.

DES SALADES.

En général les salades ont les qualités des herbes avec lesquelles on les fait. Il faut cependant remarquer qu'étant mangées crues, elles ne sont pas aussi faciles à digérer. Du reste, on peut les ranger sur trois divisions : 1° les unes sont douces et rafraîchissantes, comme celles de laitue, de romaine, de mâches, de scarole et de raiponce; 2° d'autres sont un peu amères et moins rafraîchissantes, telles sont les différentes

chicorées et le pissenlit; 3° enfin il en
est d'échauffantes, par exemple, celles
de cresson, de céleri. On peut faire la
même distinction entre les assaisonnemens qu'on y ajoute. Le pourpier et les
fleurs qui ne servent qu'à les parer,
comme les mauves, la pervenche, la
bourrache, sont seulement douces et
ne changent rien à leurs qualités; il en
est à peu près de même de l'huile;
mais le cerfeuil, l'estragon, les capucines, la pimprenelle, la ciboule, sont
des excitans, ainsi que le sel. Quant au
vinaigre, en même tems qu'il excite la
digestion, il rafraîchit; mais le poivre et
les épices, et surtout la moutarde, que
l'on ajoute toujours au céleri, sont très-
échauffans, irritans.

DES FRUITS.

Tous les fruits contiennent du mucilage, une gelée et du sucre : c'est par ces
trois substances qu'ils sont nourrissans.
Ils renferment aussi des acides auxquels
ils doivent leur propriété rafraîchissante:
enfin un arôme et une matière colorante qui les rendent excitans et toniques, mais à un très-faible degré dans

le plus grand nombre. Toutes leurs qualités procèdent de la proportion de ces principes dans leur composition ; mais ils commencent tous par être acerbes, deviennent acides, et enfin sucrés et nourrissans ; nous allons les suivre sous ces différens états.

Fruits acerbes.

Avant la maturité, tous les fruits sont acerbes, et tant qu'ils restent à cet état ils ont peu de jus, et leur saveur âpre-acide indique qu'ils sont astringens, resserrans et qu'ils doivent constiper. Les fruits sauvages sont naturellement acerbes, et comme la culture les adoucit et les rend meilleurs, on en fait peu d'usage, si ce n'est à la campagne, où les enfans vont les cueillir. On mange aussi fort peu de fruits verts, parce qu'ils sont moins agréables qu'après la maturité et d'une acidité remarquable. Cependant, à cause de cette acidité même, on voit quelques personnes en manger avec une grande avidité, et quelquefois avec un excès d'autant plus dangereux que leur nourriture habituelle est très-peu en rapport avec celle-là. Les enfans en sont encore plus avides, et c'est surtout chez eux que les mauvais effets en sont plus prononcés. Ces fruits contiennent une grande quantité d'acide et de sucs mal élaborés. Comme ils sont très-fermes, la digestion en est fort difficile, et selon qu'ils agissent par l'acide ou les autres principes qu'ils renferment, ils constipent, ou purgent par indigestion. Ils produisent des vents, des coliques et des vers, en déterminant l'atonie et un amas de saburres dans l'estomac et les intestins.

Les *coings* sont acerbes, même après leur maturité. Leur odeur est assez forte pour ne pouvoir être mangés crus. Ils sont astringens et toniques. La cuisson et le sucre diminuent un peu ces propriétés, ainsi que l'arôme et l'acerbité qui leur sont propres, mais ils ne les détruisent pas. Ils forment une confiture d'assez bon goût, qui est stomachique et constipe un peu.

A l'exception de l'odeur, les mêmes réflexions peuvent s'appliquer à certaines poires, telles que les *cotignacs*, les *poires de livre*, etc.

Les nèfles et les azéroles, au contraire, ne se mangent pas cuites, et leur acerbité cède en partie à la maturité, ou plutôt à l'altération, car lorsqu'on les mange à Paris, elles sont plutôt mollasses, comme les poires blettes, que mûres, et leur saveur acerbe est remplacée par une légère acidité, un goût peu sucré et médiocrement agréable, qui ne plaît qu'à peu de personnes. Elles sont alors plus rafraîchissantes qu'astringentes, et c'est, en général, un assez mauvais aliment. Dans le midi, elles ont une saveur aigrelette et rafraîchissante qui les fait manger avec plaisir.

Des Fruits rafraîchissans.

Les fruits sont d'autant plus rafraîchissans qu'ils contiennent plus d'eau et d'acides, et moins de parties nourrissantes. Ainsi les citrons, les limons, les oranges, dont le suc seul est en usage, ne nourrissent point et rafraîchissent beaucoup. Il en est à peu près de même du verjus. Tous ces fruits ne sont rafraîchissans qu'en étendant leur suc avec de l'eau, car pur, ce suc est astringent, resserrant, constipant.

Les *cerises aigres*, les *merises*, les *airelles*, les *conneberges*, les *groseilles à maquereaux*, avant leur maturité, se rapprochent beaucoup des précédens, mais sont déjà plus nourrissans.

La groseille renferme beaucoup d'acide ; mais comme elle a une très-grande quantité de gelée, elle nourrit plus ; l'*épine-vinette* s'en rapproche beaucoup sous ce rapport. Viennent ensuite les *raisins très - aqueux*, la *framboise*, la *mûre*, la *fraise* et enfin la *pêche*. Ces dernières contiennent si peu d'acide, quand elles sont bien mûres, que ce sont des rafraîchissans très-doux. Ils sont un peu nourrissans, mais très-légers et faciles à digérer. Quelquefois ils relâchent le ventre, mais c'est toujours sans incommoder.

Des Fruits doux et sucrés.

Ces fruits ne contiennent plus, ou seulement peu d'acides; ils sont moins rafraîchissans et plus nourrissans que les précédens; sous ce dernier rapport, ils peuvent être rangés dans deux divisions.

Dans la première se trouvent tous

ceux qui ont encore une quantité assez considérable d'eau, et qui, par conséquent, sont peu nourrissans, tels que les *raisins sucrés*, les *chasselas* et le *cacis* dont la saveur acidule et sucrée est couverte par l'odeur assez forte contenue dans l'écorce ; cette odeur est due à une huile essentielle qui donne aux fruits de cacis entiers une propriété tonique et stomachique, tandis que le suc, obtenu sans pression, ne diffère que peu de celui de groseilles ; les *cerises très-douces*, les *guignes*, les *bigarreaux*, dont le tissu est ferme et nourrit plus que les précédens, les *prunes acidules*, et enfin les *poires très-fondantes* et les pêches à chair ferme, comme les *brugnons*.

Dans la dernière division comprenant les fruits les plus nourrissans, et qui sont peu rafraîchissans, on doit placer les *prunes sucrées*, les *abricots*, les *poires* et les *pommes*. Les *raisins secs* et les *pruneaux crus* sont très-nourrissans, mais d'une pénible digestion. Ces derniers, quand ils sont cuits, sont moins lourds, mais leur propriété relâchante, si souvent mise en usage, est due en partie à la fatigue que leur digestion cause aux intestins. On peut cependant en faire un aliment assez doux, et même sain, en les réduisant en pulpe que l'on fait bien cuire avec du sucre et des aromates.

Telle est la longue série des fruits; nous les avons disposés de manière à passer des moins nourrissans à ceux qui le sont davantage, c'est-à-dire, en commençant par ceux qui contiennent plus d'eau, et en finissant par ceux qui renferment plus de gelée, de mucilage et de sucre. Nous aurions pu établir une échelle semblable en prenant pour base la fermeté de leur pulpe, et nous aurions vu que plus cette pulpe est consistante, plus ils nourrissent, parce que leur fermeté tient au défaut d'eau autant qu'à l'abondance des trois principes nutritifs dont nous venons de parler.

On ne pourrait pas établir également une échelle de digestibilité, parce que cette qualité tient autant aux dispositions particulières des estomacs qu'aux propriétés des fruits. En général, les fruits bien mûrs, doux et sucrés, qui ne sont pas trop aqueux, ni trop consistans et conservent une petite proportion d'acides, sont les plus faciles à dí-gérer ; tandis que ceux qui ont une grande quantité d'eau, d'acide, ou de mucilage, visqueux et épais, sont plus ou moins indigestes. Il est cependant, à cet égard, des exceptions fort nombreuses. Ce sont souvent les fruits les moins sains qui passent le mieux, en sorte que la question générale : les fruits sont-ils de bons ou de mauvais alimens ? est insoluble, et chacun peut la résoudre d'après ce qu'il éprouve, soit de quelques fruits, soit de tous.

La cuisson influe aussi sur leurs qualités et les effets qu'ils produisent. Elle fait perdre une partie de leur insalubrité aux fruits verts, sans les rendre plus agréables au goût ; il en est à peu près de même des fruits sauvages, tandis que les fruits acides s'adoucissent et deviendraient moins rafraîchissans ou moins astringens, s'ils avaient cette dernière qualité, et sont plus faciles à digérer. Au contraire, la cuisson rend plus indigestes les fruits doux, sucrés et très-peu acides, qui, par son effet, cessent d'être rafraîchissans et deviennent plus nourrissans.

Le sucre produit sur les fruits les

mêmes effets que la cuisson : il est absolument nécessaire aux fruits acerbes et acides, et il n'en est pas qu'il ne rende moins rafraîchissans et plus nutritifs. Dans les fruits conservés en gelées, en condits, etc., on est forcé de mettre beaucoup de sucre ; il en résulte que les qualités des fruits sont tout-à-fait couvertes, et que c'est plutôt du sucre assaisonné de fruit qu'un fruit sucré. Voilà pourquoi les confitures, les gelées, les conserves, sont plus nourrissantes que les fruits dont on les tire, et rafraîchissent beaucoup moins. On sera donc d'autant plus sûr de conserver les qualités des fruits, dans ces préparations, qu'on les fera moins cuire, et qu'on y joindra moins de sucre.

En ajoutant des aromates, du vin, ou d'autres excitans, comme on le fait dans les compotes, on facilite la digestion des fruits ; mais lorsqu'on les conserve dans l'eau-de-vie, leurs propriétés disparaissent, et, au lieu de la substance douce, sucrée, acidule qui compose leur pulpe, il ne faut plus y chercher qu'une véritable liqueur, ou seulement une eau-de-vie adoucie.

7 *

Des Fruits huileux.

A l'exception de l'olive, tous les fruits huileux dont nous allons parler contiennent une quantité plus ou moins forte de fécule, qui en forme la base avec un mucilage doux ; ils sont, par conséquent, nourrissans ; mais, en raison de l'huile qui se trouve jointe à ces principes, on n'en peut user qu'avec modération, et en les mêlant à d'autres alimens, autrement ils seraient indigestes ; ils pourraient même, s'ils étaient conservés depuis long-tems, produire des ardeurs d'estomac et des douleurs violentes, parce que l'huile de ces fruits se rancit plus vite que si on l'avait séparée et gardée à part.

Cette remarque est surtout applicable aux *noix* qui deviennent âcres et désagréables par l'ancienneté. Au contraire, à l'état de *cerneaux*, elles contiennent plus de mucilage que de fécule et d'huile ; c'est alors un aliment doux, presque sans saveur, et qui a besoin, pour être digéré, de l'assaisonnement du sel, du verjus ou du vinaigre qu'on y ajoute ordinairement. Entre ces deux

extrêmes se trouve la noix verte, c'est-
à-dire mûre et fraîche, que l'on mange
jusqu'à la fin de l'automne. C'est une
amande tendre, et d'autant plus douce
et agréable que la pellicule jaunâtre
qui la recouvre est plus blanche. Elle
se digère quand on en mange peu et
que l'estomac est robuste; mais comme
elle contient beaucoup d'huile, c'est
toujours un aliment assez indigeste. Il
arrive même, le plus souvent, que l'on
rend entiers les morceaux de noix que
l'on a avalés. Ceci peut s'appliquer à
toutes les amandes, qui ne se digèrent
bien que quand elles sont tout-à-fait
brisées, parce qu'à cet état l'huile étant
en partie dissoute et étendue par le mucilage, la dissolution en est plus aisément et plus complétement achevée
dans les sucs digestifs.

On peut appliquer aux *noisettes vertes*, aux *amandes fraîches*, ce que
nous venons de dire des cerneaux, tandis que les *amandes*, les *noisettes* et
les *avelines*, à leur maturité, ne diffèrent que très-peu des noix par leurs
propriétés. Il en est de même de la
pistache. Quant aux *amandes amères*
et à celles de *pêches*, d'*abricots*, leur

amertume est due à un principe aromatique qui n'est que de l'acide prussique , substance enivrante et vénéneuse dont l'effet pourrait devenir nuisible , si l'on mangeait une grande quantité de ces amandes.

Le *cacao* diffère des précédentes amandes en ce que la fécule, qui y est plus abondante, est unie à une matière colorante brune , un peu amère et aromatique , et que l'huile y est concrète, ce qui la fait désigner sous le nom de *beurre* de cacao. Cette amande est nourrissante , et serait même stomachique, et facile à digérer, si elle contenait moins de cette huile concrète. La torréfaction en détruit une partie, et le sucre divise ce qui en reste , et le rend plus miscible aux sucs de l'estomac ; c'est pourquoi le chocolat est plus aisé à digérer que l'amande de cacao crue ; mais il est encore assez lourd pour incommoder beaucoup de personnes. Il arrive même assez souvent que, pendant la digestion de cet aliment, on éprouve une sorte d'engourdissement léger , dont l'esprit même se ressent, ce qui rend le travail de tête plus difficile jusqu'après le repas.

suivant. On doit aussi remarquer que la vanille, ou d'autres aromates que l'on ajoute au chocolat, en favorisent la digestion; en sorte que le nom de *chocolat de santé*, donné à celui qui ne contient aucun assaisonnement, est un véritable contre-sens.

Dans l'olive, l'on ne mange que la pulpe qui entoure le noyau. A l'état où on la sert sur les tables, on lui a ôté son âcreté, qui est très-forte, par des infusions et le séjour dans la saumure. Comme elle ne contient point de fécule et beaucoup d'huile, elle nourrit peu, se digère difficilement, et l'on fait bien de n'en manger que peu à la fois, seulement comme assaisonnement.

—

DES ASSAISONNEMENS.

Toutes les substances que l'on joint aux alimens pour modifier leurs qualités, ou en ajouter de nouvelles, sont des assaisonnemens. Les uns les adoucissent, ou sont plus capables de diminuer leurs propriétés excitantes que de les augmenter; les autres, et c'est le plus grand nombre, sont de véritables excitans : nous allons les passer en revue en commençant par les premiers.

Assaisonnemens adoucissans.

Nous ne reviendrons pas sur ce que nous avons dit de la graisse, page 54, et nous traiterons d'abord de l'huile, qui est tirée des derniers alimens dont nous venons de parler.

De l'Huile.

La plus commune et la meilleure est sans contredit l'huile d'olives, mais il faut qu'elle ne soit pas ancienne, qu'elle soit, autant que possible, tirée par expression, sans feu, et conserve une partie de sa couleur verte. Tout ce que nous allons en dire pourra s'appliquer aux autres espèces qui sont moins usitées, et avec raison parce qu'elles sont moins agréables, pèsent plus sur l'estomac, se rancissent plus vite, et s'allient moins aisément avec les alimens et le vinaigre.

L'huile est un peu plus nourrissante

que le mucilage dont nous avons parlé page 98 ; mais elle ne pourrait être prise en aussi grande quantité, attendu qu'elle relâche fortement les organes, énerve leur action, les affaiblit au point de devenir un fardeau pour l'estomac et les intestins. C'est de celle manière qu'une certaine quantité d'huile devient un véritable purgatif, et, par conséquent, son rôle dans l'alimentation doit être borné à servir d'assaisonnement. Si on use d'une quantité notable d'huile, et ceci peut s'appliquer également à la graisse et au beurre, on doit s'attendre à un relâchement général; les fonctions languiront, et, s'il en résultait une apparence d'embonpoint, comme cela arrive quelquefois aux personnes qui font abus des alimens gras, ce serait plutôt une sorte de bouffissure avec faiblesse, que l'embonpoint qui caractérise la force et la santé. Le moindre inconvénient qui puisse en naître sera toujours de rendre les digestions lentes et pénibles, ce que l'on évitera en partie en prenant la précaution d'user en même tems d'assaisonnemens excitans; mais il sera encore plus prudent de n'en prendre qu'une petite quantité, et avec beaucoup d'autres alimens.

Après l'huile d'olives, on ne mange guère que celle *d'œillet* ou de graines de pavot, qui n'est bonne que très-récente; celle de *faînes* ou de graines du hêtre, et celle d'amandes douces, qui est fort agréable, mais peu employée comme aliment.

Du Beurre.

Le beurre est, comme on sait, la substance grasse qu'on retire du lait, et surtout de la crème. Il est bien plus aisé à digérer que l'huile d'olives, mais se rancit bien plus promptement, ce qui tient au petit-lait et au fromage qu'il conserve. On en a la preuve en le fondant, puisque cette opération, qui le débarrasse de ces deux principes, suffit pour le faire conserver. Le même effet est obtenu en y ajoutant du sel qui absorbe le petit-lait et convertit la partie caséeuse en fromage sec; mais, sous ces trois états, le beurre a des qualités différentes. Le *beurre frais* doit aux deux principes du lait qu'il retient une saveur plus douce, plus agréable ; il a aussi des qualités d'autant plus douces et rafraîchissantes qu'il est plus récent, parce que ces deux substances conservent leurs propriétés. On conçoit dès-lors combien le beurre *rance* peut devenir nuisible ; tous ses élémens s'étant altérés réciproquement, il s'y développe un acide particulier qui en forme une substance âcre et désagréable, réunissant les mauvaises qualités des matières grasses à une propriété irritante, capable de produire des accidens si on en use en assez grande quantité. Le *beurre fondu* n'a pas ces inconvéniens, puisqu'il peut se garder long-tems sans altération ; mais il n'est ni aussi agréable, ni aussi rafraîchissant que le beurre frais. Il a une saveur grasse et fade, à moins qu'on ne l'ait fait fondre à un feu très-doux, au bain-marie, et qu'on ne l'ait refroidi subitement dans de l'eau glacée. Le *beurre salé* se conserve également, sans perdre autant des qualités du beurre frais, qui seulement sont modifiées par la présence du sel. Cependant, il est vrai de dire que du beurre frais est toujours préférable et plus rafraîchissant, même en y ajoutant autant de sel qu'en contiendrait le beurre salé auquel on le comparerait.

Le bon beurre est nourrissant et plus sain que la graisse et l'huile, et il n'a pas plus que ces dernières substances, la propriété de produire de la bile, puisque, dans aucun des pays où l'on en consomme beaucoup, on ne voit plus de maladies bilieuses qu'ailleurs. Quand on l'a ajouté aux alimens, en le faisant pénétrer leur tissu par une douce chaleur, il les attendrit, les rend plus faciles à digérer et plus nourrissans; mais quand il est fortement chauffé, et surtout brûlé, il devient excitant comme le beurre mal fondu; il est moins nourrissant, mal digéré par les estomacs faibles; il produit des chaleurs, des indigestions, le *fer chaud*, etc.

La graisse, l'huile et le beurre sont donc des assaisonnemens doux, mais il faut qu'il soient récens, et chauffés le moins possible. Toutes les sauces où ils entrent avec de la farine, des œufs, ou d'autres substances douces, comme le lait, la crème, etc., forment aussi des assaisonnemens qui rendent les alimens plus nourrissans et plus doux, mais elles ne conservent ces qualités qu'autant que la cuisson n'a point altéré les matières grasses.

Du Sucre.

C'est sans contredit l'assaisonnement le plus doux, le plus agréable, et peut-être le plus généralement utile, ou celui qui offre le moins d'inconvéniens. En petite quantité il facilite la digestion, aussi est-il généralement connu que l'eau sucrée est le meilleur moyen de débarrasser l'estomac des alimens qui y séjournent trop long-tems. D'où vient donc que le sucre passe pour *échauffer?* C'est qu'il peut produire cet effet quand on en use avec un grand excès, qu'on l'a altéré par une forte cuisson, qu'il est brûlé en caramel, ou enfin qu'il est uni à des matières excitantes, odorantes, très-savoureuses, comme dans les divers bonbons, qu'on ne doit jamais prendre qu'en petite quantité. Mais, lorsqu'il est isolé, c'est une substance très-nourrissante, qui forme un aliment d'autant plus doux et salubre que, de même que la fécule, la digestion en est facile, et que son union avec les organes n'est accompagnée d'aucune impression irritante. On ne peut douter de sa propriété nutritive en remarquant que les nègres qui s'en nourrissent dans les sucreries, sont plus gras et plus replets que les autres. Il peut être conseillé sans danger lorsqu'il est besoin, pour réparer les forces et l'embonpoint, d'un aliment qui se digère promptement, complétement et sans fatiguer les organes. Il produit d'ailleurs très-peu d'excrémens, et il n'y aurait qu'un très-grand abus de cette substance qui pourrait produire des accidens que certainement n'ont jamais vus ceux qui paraissent le plus les craindre.

Nous ne nous arrêterons pas au *miel*. Comme assaisonnement, et en petite quantité, ou étendu dans de l'eau, il diffère peu du sucre par ses propriétés; mais seul, à la dose de quelques onces seulement, il ne peut nourrir, parce qu'il devient purgatif. Dans tous les cas, le miel produit des vents et le plus souvent se digère mal.

ASSAISONNEMENS EXCITANS.

Le *sel* est le plus utile, le plus nécessaire, et aussi le plus employé de tous

les assaisonnemens. Quand on ne l'a-
joute qu'en petite proportion, ses effets
se bornent à donner aux alimens une
saveur agréable, et son action ne s'é-
tend pas au-delà de l'estomac qu'il
excite légèrement, de manière à lui faire
mieux digérer les substances insipides.
A haute dose, il devient véritablement
excitant : les alimens trop salés produisent la soif et une chaleur dans la bouche et la gorge qui résulte de l'irritation
de ces parties, laquelle se propage, on
n'en peut douter, sur tout le trajet que
parcourent ces alimens.

L'excès du sel est donc aussi nuisible
que l'usage modéré peut en être avantageux; voilà pourquoi ce qu'on appelle les
salaisons sont en général des alimens
assez insalubres. On sale les viandes et
les poissons pour les conserver, mais ce
moyen augmente toujours la fermeté
de leur tissu en en absorbant l'humidité;
en sorte que, même quand on les des-
sale avant de les manger, comme on
le fait pour la morue, le hareng, le
lard, etc., leur chair reste toujours
plus sèche et moins facile à digérer que
lorsqu'on la mange fraîche. On en peut

dire autant des viandes *boucanées* qui sont également salées, et en outre desséchées à la fumée. Si l'on tient à ne prendre qu'une alimentation saine, il ne faut user de tels alimens qu'en petite proportion avec d'autres plus doux et frais; surtout avec des végétaux, de manière que ces viandes ne fassent partie d'un repas que comme assaisonnement seulement. C'est ainsi qu'il faut manger les *anchois* qui, si l'on en prend trop à la fois, joignent les inconvéniens des alimens salés à celui des viandes crues. Il en est de même de la *sardine* qui, au contraire, est un poisson très-délicat et facile à digérer lorsqu'on la mange fraîche et cuite. Tout le monde connaît les mauvais effets des salaisons dans les voyages de long cours; le scorbut en est ordinairement le résultat, et l'on doit, dans tous les cas, s'attendre, lorsqu'on en usera souvent, à voir l'âcreté du sel donner aux humeurs des qualités excitantes qui se manifestent par des maladies de la peau, des démangeaisons, etc. Il n'est point à craindre, comme on le croit vulgairement, que l'abus du sel dans les alimens ordinaires produise la

pierre, mais on peut raisonnablement
en craindre de fâcheux effets dans les
alimens trop salés.

Le *vinaigre* fort, s'il est porté pur
dans l'estomac en certaine quantité,
produit un resserrement, un agacement
très-prononcés, et souvent même une irritation qui peut aller jusqu'à l'inflammation : à cet état c'est donc un astrin-
geant fortement excitant. Si, au contraire, on l'étend dans une grande
proportion d'eau, on n'a plus qu'un
acide léger, une boisson rafraîchissante,
peu différente des autres acides végétaux très-étendus, et dans laquelle la
présence du vinaigre facilite la digestion
du liquide. Or, lorsqu'on ajoute le vinaigre en petite quantité aux alimens,
il produit ce dernier effet : il est digestif
sans être excitant, parce qu'il est étendu
comme dans un liquide. Beaucoup de
personnes ne peuvent bien digérer sans
une *pointe de vinaigre* qui donne plus
d'action à l'estomac et excite l'appétit.
Le vinaigre a encore pour effet d'attendrir les viandes que l'on y fait mariner,
sans aucun danger parce qu'elles ne s'en
imprègnent pas ; mais il n'en est pas de

même des fruits et des légumes que l'on y fait confire. Les *cornichons*, les *capres*, les *graines de capucines*, les *ognons*, et tous les fruits confits dans le vinaigre, sont tellement pénétrés de ce liquide qu'il faut les considérer comme du vinaigre pur, et en attendre les mêmes effets. C'est donc avec raison que l'on en défend l'usage, et surtout l'abus, aux femmes, aux enfans, aux convalescens qui les recherchent avec le plus d'empressement et auxquels ils sont d'autant plus nuisibles que leur estomac est plus faible et plus irritable. Ce n'est pas non plus sans fondement que le vinaigre, ainsi que ces derniers condimens, passe pour maigrir, ou empêcher d'engraisser. Il est des personnes qui, pour obtenir ces résultats, font abus du vinaigre, et elles n'y réussissent que trop bien, mais c'est aux dépens de leur santé, car, dans ce cas, la perte de l'embonpoint provient toujours d'une irritation de l'estomac ou des intestins, assez forte pour altérer la digestion, ou pour amener des maladies incurables.

La *moutarde* est encore un assaison-

nement d'un usage très-fréquent. Elle
n'est pas comme les précédens, susceptible de rafraîchir à petite dose : c'est
toujours un excitant très-fort. On
sait qu'en l'appliquant en cataplasme,
ce qu'on appelle sinapisme, on fait
venir des ampoules ; on peut juger
par-là de l'irritation excessive qu'elle
produirait sur l'estomac étant prise en
trop grande quantité ; mais, mêlée aux
alimens qui manquent de saveur, ou
qui n'exciteraient pas assez l'action de
l'estomac, elle devient un digestif utile.
On peut appliquer les mêmes réflexions
au *raifort.*

Le *poivre* produit des effets semblables,
et c'est par une erreur bien étrange qu'on
le suppose rafraîchissant. Sa saveur
très-piquante, la chaleur qu'il détermine dans la bouche et la gorge, la
soif qui en résultent dénotent assez sa
propriété échauffante.

Le *poivre-long,* le *poivre-cubèbe,*
le *gingembre,* la *muscade,* le *piment,*
les *clous de gérofle,* les *épices,* etc.,
ont des effets analogues. La *cannelle,* le
laurier, le *thym,* la *sarriette,* l'*anis,*

la *coriandre*, etc., sont seulement aromatiques, et s'ils échauffent ils n'irritent pas autant.

L'*ail* est aussi excitant que la moutarde, mais à l'état de crudité seulement, car la cuisson, et surtout la décoction dans un liquide, lui ôtent la plus grande partie de sa force. Il doit toute son énergie à un principe âcre et volatil que le feu détruit; voilà pourquoi l'ail n'est un assaisonnement vraiment actif qu'à l'état de crudité. En relevant le goût des alimens, il en rend la digestion plus facile et plus prompte, et convient aux estomacs robustes et aux alimens grossiers, peu sapides. La *ciboutte*, l'*échalotte*, l'*ognon*, ne diffèrent de l'ail que par une action moins énergique. La *civette* et la *rocambolle* sont encore plus faibles.

Enfin, le *persil*, le *cerfeuil*, la *pimprenelle*, l'*estragon*, la *passepierre*, etc., ne sont que des aromates que l'on emploie à l'état frais et qui, n'ayant pas une grande force, ne sont jamais dangereux.

Nous ne ferons également que nommer la *tomate*, la *pomme d'amour*; ce sont des assaisonnemens rafraîchissans, et qui ne pourraient paraître échauffans qu'en les joignant à des sauces déjà fortement assaisonnées.

EFFETS GÉNÉRAUX DES EXCITANS.

En général les assaisonnemens nourrissent très-peu et n'ont qu'un effet secondaire dans l'alimentation; mais ils peuvent être utiles de trois manières : 1° en ajoutant des saveurs aux alimens; par là ils excitent l'appétit, et comme la digestion d'une substance qui plaît et flatte le goût est plus aisée, toutes choses égales, déjà sous ce rapport ils facilitent la digestion; 2° ils modifient les qualités des alimens; c'est ainsi qu'en faisant séjourner les viandes dans le vinaigre, l'huile, le beurre, on les attendrit pour les rendre plus susceptibles d'être attaqués par les organes digestifs; 3° enfin l'excitation qu'ils déterminent dans ces derniers donne plus d'activité à la digestion, et c'est sous ce rapport surtout qu'ils sont vraiment digestifs.

Mais il ne faut pas en conclure que

les assaisonnemens sont toujours utiles, car de ces avantages peuvent naître des inconvéniens réels. Ainsi, presque tous les maux qui naissent de l'intempérance seraient inconnus si l'appétit n'était point excité sans cesse par les saveurs variées que nos cuisiniers savent donner aux mets les plus insipides. Il est rare que l'on fasse excès d'un aliment sans saveur, d'où il suit que le danger n'est que dans l'abus. La même réflexion s'applique à l'effet des assaisonnemens pour exciter l'estomac et favoriser son action. Tant que l'agacement n'est pas trop fort, ou trop souvent renouvellé, ils sont vraiment salutaires et beaucoup d'alimens ne seraient point digestibles sans leur secours. Il est même des personnes dont l'estomac resterait inactif, si son action n'était réveillée par des excitans énergiques; mais c'est de cette manière d'agir que provient leur danger. Comme il est dans la nature des excitans de produire des effets de plus en plus faibles, quand, pendant un certain tems, une dose donnée d'assaisonnement a procuré une bonne digestion, l'habitude rend bientôt nulle l'impression qu'ils produisaient, l'on ne peut plus réveiller la sensibilité émoussée que par une dose plus forte, et l'on arrive ainsi à ne pouvoir plus digérer que des alimens épicés avec un excès vraiment dangereux.

L'excès des assaisonnemens a donc deux résultats fâcheux : il excite un appétit factice qui fait manger au-delà du besoin ; il irrite les organes au point de produire des digestions pénibles, difficiles, fatigantes et souvent troublées ou imparfaites. Aussi, c'est quelquefois bien plus à la qualité des mets qu'à leur quantité que sont dues les indigestions si communes chez les personnes habituées à une table somptueuse, et pour lesquelles le moindre inconvénient de l'abus des excitans est de blaser leur goût sur toute saveur qui n'est pas très-forte, ou de le rendre nul.

La conséquence à tirer de tout ceci est simple et facile ; les assaisonnemens sont utiles, mais on n'en peut tirer avantage qu'autant qu'on les emploie à petite dose, qu'ils ne sont pas trop forts et qu'on en use modérément.

PRÉPARATIONS DES ALIMENS.

Comme les assaisonnemens., elles ont pour but de rendre les alimens plus agréables et d'en faciliter la digestion. Il est cependant des alimens qui n'ont besoin d'aucune préparation, et qui même y perdraient de leurs qualités : tels sont certains fruits, et même le lait.

Le nombre des végétaux que l'on mange crus est très-petit ; après les fruits, ce sont principalement les salades, les radis, les raves, c'est ce que l'on appelle des *crudités*. La digestion en est toujours plus difficile que celle des végétaux cuits ; il faut en laisser l'usage aux estomacs robustes, aux personnes en bonne santé, et, dans tous les cas, il est prudent de n'en manger qu'en petite quantité et en les mêlant avec d'autres alimens plus salubres et plus nourrissans. On mange aussi quelques viandes crues : nous avons déjà nommé les anchois ; on mange aussi du saumon, du jambon, ou du bœuf salé ; enfin on trouve sur les tables certains saucissons faits de chair crue de mulets. Ces alimens sont très-nourrissans, quand l'estomac a assez de force pour les digérer. On n'en use, en général, qu'en faible proportion avec du pain et d'autres mets ; le mieux serait de s'en abstenir tout-à-fait. Presque toutes les substances alimentaires ont donc besoin de préparations dont la principale est la cuisson.

Nous allons faire voir que l'usage et la sensualité ont fait adopter des préparations qui, en ajoutant aux saveurs agréables des alimens, peuvent nuire à leur salubrité.

DES PATISSERIES.

Nous avons indiqué, page 47, la meilleure manière de cuire les farines ; nous allons faire connaître ici la plus mauvaise. Nous avons dit : 1° que plus la fécule avait absorbé d'eau en cuisant, et s'était gonflée, plus la digestion en était facile ; 2° qu'en convertissant la farine de blé en pâte, et en y ajoutant du levain, on obtenait le pain, le meilleur de tous les alimens. Or, la pâtisserie se fait également avec une pâte de farine de blé, mais au lieu de levain on

y ajoute du beurre, des œufs, des assaisonnemens , tels que des sucreries, des
aromates , des amandes et d'autres substances tout aussi indigestes, en sorte que
cette pâte ne lève pas comme dans le
pain, la farine ne se gonfle pas comme
en cuisant avec beaucoup d'eau ; elle
reste lourde, pesante, difficile à dissoudre dans l'estomac, et d'autant plus indigeste qu'elle forme des masses plus
épaisses, ou que des ingrédiens plus
nuisibles y sont joints. Tout le monde
sait combien pèsent la *croûte de
pâté*, les *galettes*, les divers *flancs*.
Les *pâtes feuilletées* ne sont moins
lourdes en apparence que parce qu'on
n'en mange pas autant à la fois. Il en
est de même de la *brioche*, qui, cependant, est un peu plus légère, la pâte
qui la forme étant un peu levée. Le
biscuit se digère mieux parce que la
fécule y est en si petite proportion avec
le sucre et le blanc d'œuf, qu'il n'a pas
l'inconvénient des pâtes. Tous les *gâteaux* n'ont pas ces avantages, attendu
qu'ils contiennent ordinairement plus
de sucreries, d'aromates, de crèmes,
d'amandes, etc., etc., mais les *nougats*
sont surtout indigestes, comme les

amandes dont ils sont faits, et dont les mauvaises qualités sont encore augmentées par une grande quantité de caramel. Ainsi, à l'exception de quelques biscuits légers et bien frais, toutes les pâtisseries doivent être interdites aux estomacs faibles et aux personnes qui ont besoin d'une nourriture facile à digérer. Le *pain d'épice*, qui est fait avec de la farine de seigle et du miel, le plus souvent de mauvaise qualité, est un aliment lourd, indigeste au point de purger si l'on en mange beaucoup, et dont l'usage est beaucoup trop répandu, surtout chez les enfans.

Cuisson des Viandes.

Avant d'indiquer les effets de la cuisson sur les viandes, nous devons, pour ne rien omettre d'essentiel, dire quelques mots de la *venaison*. On donne ce nom au gibier, et on entend plus souvent par le mot venaison l'odeur forte que contracte leur chair conservée. On sait que cette chair devient verte et que les chasseurs ne répugnent pas à la manger quand elle est dans un état de putréfaction assez avancé. A cet état, elle est attendrie et elle peut plaire à certains palais, mais il ne faut pas y chercher un aliment salubre. Ce n'est même qu'au moyen des aromates, qu'on ajoute en abondance en cuisant les viandes faisandées, que l'on prévient les mauvais effets de principes aussi putré-factifs. La même réflexion doit s'appliquer à la manière dont on cuit, sans les vider, certains petits gibiers, comme les mau-viettes, les bécassines et même les bé-casses. Les entrailles, et surtout les matières qu'elles renferment, accélè-rent le mouvement de putréfaction : ces matières augmentent, d'ailleurs, les qualités excitantes des assaisonne-mens, en sorte que l'on a tout à la fois un mets très-échauffant et capable de produire la putréfaction. Nous savons bien que les personnes qui aiment les venaisons, et en usent sans éprouver de mauvais effets, ne nous croiront pas : mais nous leur demanderons pourquoi elles rejettent du poisson aussi *avancé*, et qui ne serait pas plus malfaisant ?

Au surplus on cuit les viandes de quatre manières : on les fait bouillir, rôtir, à l'étuvée ou frire. Nous avons parlé du *bouilli*, page 58 ; il nous suffira de rappeler que les viandes bouillies ont donné à l'eau tous leurs sucs nourrissans ; leurs fibres restent sèches, et, loin d'être attendries, elles sont plus difficiles à dissoudre dans l'estomac. Voilà pourquoi le bœuf, ainsi que toutes les autres viandes *bouillies*, finissent, après avoir été péniblement digérées, par fournir beaucoup d'excrémens et peu de nourriture au corps.

C'est le contraire pour le *rôti*, parce que le feu saisit sa surface, et y forme, selon le degré de chaleur et la qualité de la viande, un couche plus ou moins colorée, qui retient toutes les parties que l'eau aurait extraites. Dans cette préparation la chair conserve presque tout son jus; aussi est-elle plus soluble dans l'estomac, plus tonique, plus nourrissante que par tout autre mode de cuisson. Il est même des viandes qu'il faut absolument cuire ainsi pour les faire digérer, tels sont le cochon de lait, l'agneau, le chevreau et même le veau. Mais les viandes noires, qui sont naturellement toniques, le deviennent souvent trop quand on les fait rôtir, du moins pour certains estomacs qui ne peuvent supporter les excitans.

L'étuvée se fait de deux manières : l'on cuit la viande dans son jus avec un peu d'eau dans un vase clos. Le liquide qui ne couvre que la partie inférieure de la viande se réduit incessamment en vapeur, laquelle ne pouvant s'échapper pénètre son tissu, l'amollit sans la dessécher, en sorte qu'elle est à la fois humide, tendre, remplie de jus, et par conséquent facile à digérer et nourrissante : tels sont le *bœuf à la mode* et les *daubes*. L'autre sorte d'*étuvée* est moins saine en ce qu'on y joint du vin, plus d'aromates et d'assaisonnemens, et que la sauce y étant plus étendue a extrait une partie du jus de la viande : c'est ainsi qu'on prépare les poissons sous le nom de *matelottes*, le lièvre, et même le lapin, sous le nom de *civet*, ainsi que le chevreuil et d'autres gibiers.

Dans la *friture* il se forme à la surface de la viande une espèce de croûte, d'enveloppe mince, formée de graisse, de beurre ou d'huile. Nous avons dit que ces substances grasses sont d'autant moins saines qu'elles ont été chauffées davantage ; or, une chaleur très-forte étant nécessaire au succès de cette préparation, on ne doit pas s'étonner que la friture soit excitante et dangereuse pour les estomacs faibles et irritables, d'autant plus, surtout, que la couche grasse est plus épaisse que les viandes sont entourées de pâte qui absorbe plus de friture, et que cette dernière a été chauffée plusieurs fois et plus fortement. On doit convenir, toutefois, que tout le danger de cette préparation se rencontre dans la surface frite; car si on rejette cette croûte pour ne manger que la viande, on la trouve tendre, savoureuse, parce qu'elle a conservé tout son jus, et nourrissante. Au surplus, les meilleures fritures sont celles des poissons frais, peu gros, afin qu'ils cuisent plus promptement, et enduits seulement d'un peu de farine avant de les mettre dans la matière grasse, dont il faudrait ne se servir qu'une fois.

Enfin ce qu'on appelle les *roux*, qui se font avec de la farine roussie dans le beurre, la graisse ou l'huile, et dans lesquels on fait cuire les viandes, sont encore plus dangereux et ne peuvent être supportés que par les estomacs très-robustes. C'est une des préparations les plus excitantes, les plus capables d'irriter , de déranger la digestion , de causer des aigreurs et des douleurs d'estomac.

De la Cuisson des Légumes, des Herbes potagères, etc.

La plus grande partie de ces alimens se cuisent dans l'eau ; quelquefois on se sert aussi de l'eau dans laquelle ils ont cuit pour les assaisonner ; le plus souvent on la jette et on en achève la préparation en les passant dans le beurre, la graisse, etc., et l'on y ajoute des assaisonnemens. Pour se faire une idée exacte des propriétés d'un mets ainsi apprêté, il faut se rappeler les qualités de l'aliment principal, celles des assaisonnemens, et juger par-là de l'effet mixte qui peut en résulter, en tenant compte des modifications produites par le feu suivant que la cuisson est plus ou moins forte. La cuisson dans l'eau attendrit les végétaux et en rend la digestion plus facile, plus prompte ; l'eau leur enlève souvent des principes âcres, excitans, et par-là les adoucit ; mais il en est beaucoup qui sont assez doux et assez faciles à attendrir pour n'avoir pas besoin de cette espèce de cuisson. Il suffit d'y mettre une petite quantité d'eau ou de lait, de bouillon, de vin, etc., qu'ils absorbent, et de les *sauter*, suivant l'expression de cuisine, dans le beurre, la graisse ou l'huile, avec des assaisonnemens convenables, pour les mettre en état d'être attaqués par les organes digestifs. Toutefois, il faut remarquer qu'il y a une grande différence dans les propriétés de ces alimens quand on les prépare *au gras* ou *au maigre*. Les premiers se font avec de la graisse, du bouillon, des jus de viande, des gelées, des assaisonne-mens aromatiques et plus ou moins de sel; ils ont par conséquent toutes les qualités échauffantes des viandes, mais seulement à un moindre degré s'ils sont très-doux, comme, par exemple, les épinards, les navets, les salsifis, les pommes de terre, etc. Au maigre, au contraire, ils conservent presque toutes leurs qualités que ne leur font pas per-dre le beurre frais, l'huile, le lait, le sucre, le jaune d'œuf ou d'autres assai-sonnemens doux qui servent à les pré-parer; ils ne seraient échauffans qu'autant qu'une trop forte cuisson aurait donné de l'âcreté au beurre ou à l'huile, ou que l'on y aurait ajouté des aromates en quantité trop forte.

Du Degré de cuisson des Alimens.

Il y a à cet égard des règles établies qui sont bien plus destinées à flatter le goût qu'à rendre les alimens salubres. Nous avons expliqué pourquoi les alimens qui contiennent de la fécule ont besoin d'être cuits complétement. Il faut également une cuisson entière aux légumes et aux plantes dont nous venons de parler en dernier lieu, parce que, s'ils n'étaient cuits qu'à moitié, ils seraient durs, coriaces, et d'autant plus difficiles à digérer que les assaisonnemens gras dont ils sont enduits en empêcheraient la dissolution dans l'estomac. Mais c'est surtout la viande qu'il importe de cuire *à point.* Trop cuite elle sera desséchée, racornie, privée de sucs, de graisse, moins tendre, moins facile à digérer, moins riche en principes nutritifs et réparateurs, et elle fournira une alimentation moins bonne. Si au contraire une viande n'est pas assez cuite, *saignante*, elle est plus molle que vraiment tendre, la dent la divise imparfaitement et sa digestion fatigue l'estomac ; mais elle est très-nourrissante. Ce qu'il faut, c'est qu'elle soit *assez cuite*. Cependant on peut établir en règle qu'il est préférable de la manger avant que la cuisson en soit complète que de dépasser ce terme. Au surplus, on doit aussi avoir égard à la qualité et à l'espèce des viandes. Les blanches, et surtout peu faites, ont besoin d'être plus cuites que du mouton ou du filet de bœuf, et par conséquent les animaux vieux demandent plus de cuisson que les jeunes. Enfin on peut aussi donner quelque chose au goût, aux habitudes.

Telles sont les réflexions qu'il nous a paru utile de soumettre à nos lecteurs pour faire connaître les véritables propriétés des alimens : nous allons maintenant indiquer les règles de leur emploi.

RÈGLES

ET PRÉCAUTIONS LES PLUS PROPRES A ASSURER UNE BONNE DIGESTION.

—

Ce ne serait point assez de connaître les qualités des alimens si l'on ne savait pas régler leur emploi. Un mets très-sain pourrait devenir indigeste et même dangereux, par cela seul qu'il serait pris avec répugnance; par la même raison on voit passer avec la plus grande facilité un très-mauvais aliment que l'on désirait beaucoup et que l'on a mangé avec plaisir. On doit donc considérer comme première condition d'une bonne digestion que les alimens paraissent agréables.

Mais il faut en même tems que le plaisir d'user d'un mets qui plaît prenne sa source dans un appétit vrai; car si l'on mangeait sans faim, quelque agréable que parût un aliment, il ne pourrait être que mal digéré. Par conséquent le moment où la faim se fait sentir est le plus favorable pour prendre les repas.

La manière de manger influe bien plus qu'on ne pense sur la perfection de la digestion. Les personnes qui mangent lentement, parce qu'elles mâchent beaucoup, digèrent bien mieux que celles qui semblent engloutir les alimens. C'est pour cela que ceux qui manquent de dents digèrent mal, en général, leurs alimens arrivant dans l'estomac sans avoir été assez divisés et assez imprégnés de salive.

Il faut avoir soin de ne pas manger avant que la digestion du repas précédent soit achevée, et l'on peut présumer qu'elle est faite quand le corps devient agile, que le sommeil a été léger, que l'estomac paraît libre, que le ventre se vide, et surtout que l'appétit revient. Si l'on fait entrer des alimens dans l'estomac avant que ceux du dernier repas en soient sortis, la digestion de ceux-ci est arrêtée, ne se fait plus qu'avec celle des seconds, et ce mélange produit un mauvais chyle.

Il n'est pas non plus sans dangers de

laisser l'estomac trop long-tems vide.
Indépendamment de tous les inconvéniens de la faim prolongée, l'on doit
craindre que cet organe resserré, et
même irrité par une longue abstinence,
ne se trouve mal disposé lorsque des alimens y arrivent; l'on doit, dans ce cas,
ne faire usage que de substances légères, en petite quantité d'abord;
autrement on risquerait de se donner
une indigestion dangereuse.

Mais est-il plus avantageux de remplir l'estomac aussitôt qu'il est vide, ou
faut-il attendre un certain tems? Dans
le premier cas les organes digestifs ne
seraient jamais en repos et comme un
exercice continuel est toujours plus ou
moins nuisible, il paraît mieux de les
laisser reposer de ne manger que quand
le besoin se fait sentir et même de
le supporter un peu pour être sûr
qu'un certain délai s'est écoulé depuis
la sortie des alimens de l'estomac. Non-
seulement alors on peut croire que
l'estomac se sera reposé de manière à
pouvoir ensuite agir avec plus de force
et de régularité, mais le même résultat
pourra être obtenu de la digestion dans
le premier intestin et dans les suivans,

de sorte que chacun des organes digestifs ne rentrant en exercice qu'après un
repos plus ou moins long, l'ensemble
de la digestion en sera plus facile et
plus parfait. C'est d'après ces considérations qu'il faut régler la fréquence des
repas et que l'on peut sentir combien il
est nuisible de laisser manger les enfans
presque sans interruption, comme il
arrive souvent. Il ne le serait pas moins
de les astreindre à un trop petit nombre
de repas, leur digestion étant très-
prompte. Les vieillards doivent aussi
manger souvent parce qu'ils ont besoin
de faire des repas moins copieux ; il en
est de même des personnes faibles. Enfin
on pourrait encore citer des exceptions
nécessitées par les tempéramens, les habitudes , etc. ; mais le mieux sera toujours de faire trois repas dans les vingt-
quatre heures, que de n'en faire qu'un, ou
même deux, parce que la digestion d'une
plus petite quantité d'alimens est plus
aisée que celle d'une grande.

Les opinions sont partagées sur le
tems le plus favorable pour prendre
les repas. La seule règle que l'on doive
prescrire à cet égard, c'est de ne point
prendre d'alimens au moment de se li-

vrer à un exercice violent ou au sommeil. Dans le premier cas on risquerait de voir la digestion troublée ou trop accélérée ; dans le second elle serait ralentie. On ne saurait douter que pendant le sommeil la digestion ne soit plus lente, puisque le matin l'on a à peine faim, bien qu'il se soit passé douze à quinze heures depuis le dernier repas, tandis que le déjeuner, même aussi copieux, est digéré au dîner après cinq ou six heures seulement. Enfin il est d'observation que l'on a moins faim au dîner si l'on a dormi après le repas du matin, et cela tient à ce que, durant le sommeil, l'estomac est livré à lui-même, que son action n'est pas aidée comme pendant la veille où tous les mouvemens du corps, et surtout ceux de la respiration qui est plus fréquente, le pressent et l'excitent sans cesse ; d'où l'on peut conclure qu'en général *la méridienne* est une mauvaise habitude, ce qui n'empêche pas que, par exception, elle soit utile dans les climats et les tems très-chauds, parce que l'exercice pourrait alors être une fatigue capable de troubler les repas ; il en est de même pour les personnes qui, par l'effet de l'habitude, ne peuvent s'en dispenser sans éprouver du malaise.

Il est des précautions générales qui assurent également une bonne digestion. Ainsi, il ne faut pas se mettre à table immédiatement après un exercice qui a mis en sueur, ou après un travail d'esprit très-soutenu, après un accès de colère, une grande joie, une grande frayeur ou toute autre émotion vive. Mais c'est surtout après le repas qu'il faut éviter les impressions vives soit morales soit physiques. On sait qu'une nouvelle fâcheuse, une impression pénible causent une indigestion de même qu'un froid trop vif, une chaleur trop forte, un bain, une odeur désagréable, etc.; mais comme à cet égard chacun a sa disposition propre et que ce qui nuit à l'un est sans effet sur les autres, nous dirons que la meilleure règle pour bien digérer est d'éviter tout ce que l'on sait être capable de ralentir, de troubler, ou même de trop accélérer l'action de l'estomac avant, pendant et après le repas.

La mesure dans la quantité des alimens est d'une grande importance. On ne pourrait la fixer d'une manière générale, puisqu'elle diffère chez chaque individu selon le tempérament, la profession, les habitudes, etc. Nous dirons seulement qu'il ne faut pas dépasser le besoin; car, indépendamment des incommodités qui en résulteraient dans le moment, on préparerait dans les organes digestifs des dérangemens graves et persévérans. Nous pourrions placer ici sur l'intempérance un beau chapitre dont le texte nous serait fourni par les moralistes de tous les tems ; nous nous bornerons à rappeler le proverbe : « La bouche fait périr plus d'hommes » que l'épée. »

Toutefois il faut convenir qu'il y a aussi du danger à ne point prendre une quantité suffisante de nourriture. L'estomac agit avec force sur les alimens, la digestion en est prompte ; mais il reste trop long-tems vide : ce qui produit un malaise qui augmente la faiblesse résultant d'une réparation insuffisante. Je dois encore ajouter que la faim, qui le plus souvent règle la quantité des alimens, serait quelquefois un guide infidèle. Il est par exemple beaucoup de personnes qui n'éprouvent pas le sentiment de la faim, et qui ne mangent que parce que les habitudes sociales les ramènent à table à de certaines heures. Il en est d'autres au contraire dont l'appétit dévorant ne pourrait être satisfait sans danger. C'est surtout dans les convalescences que cet effet s'observe, et qu'il est plus dangereux. Le mieux est donc de chercher la quantité d'alimens que l'on digère facilement et qui suffit au besoin et à la subsistance, et de prendre cette mesure pour règle une fois qu'elle est connue.

La chaleur des alimens est une qualité qu'il ne faut pas regarder comme indifférente. Bien que le goût et l'habitude puissent expliquer des exceptions à cet égard ; que, d'un autre côté, des mets que la bouche a pu conserver sans inconvéniens pendant tout le tems de la mastication ne semblent point devoir être incommodes à l'estomac, il n'est pas moins certain qu'une chaleur modérée est ce qui favorise le plus la digestion. En effet, des alimens trop chauds irritent les organes digestifs ; tandis que tout-à-fait froids ils ont besoin de s'échauffer dans l'estomac pour que la digestion s'en achève ; or cet échauffement, et par conséquent la digestion, sont d'autant plus difficiles que la quantité d'alimens froids est plus considérable. Mais la plus importante de toutes les précautions, pour bien digérer, consiste à n'user que de mets simples et en petit nombre. C'est aussi le meilleur moyen d'entretenir la santé et de prolonger la vie. La diversité des mets est une des causes les plus fréquentes de mauvaises digestions, outre qu'elle entraîne à prendre une quantité d'alimens qui excède le besoin et fatigue ; en sorte que tout ce que nous avons dit précédemment de l'excès et de l'abus des assaisonnemens trouverait ici naturellement sa place, et nous y renvoyons.

Enfin les dispositions individuelles sont plus ou moins favorables à la digestion ; il est des personnes dont l'estomac ne supporte que des alimens légers et doux; d'autres ont besoin de mets grossiers ou très-excitans pour réveiller l'action de leurs organes. Mais, ce qui est remarquable, et semble donner le démenti à la première règle que nous avons établie en commençant cet article, c'est que quelquefois l'espèce d'aliment qui plaît le moins réussit le mieux. Dans ce cas il faut se laisser conseiller par l'effet des alimens et leur facile digestion , plutôt que par le goût ou la répugnance ; il importe surtout de manger sans crainte , et après le repas de ne plus penser à son estomac. A cette occasion nous rappellerons que beaucoup de personnes nerveuses ne digèrent bien que quand des distractions les empêchent de se livrer à la crainte d'une indigestion.

DIVISION DES ALIMENS D'APRÈS LEURS PROPRIÉTÉS.

Les propriétés des substances alimentaires ont une influence d'autant plus profonde sur l'organisation et la santé , que leurs effets se répètent plusieurs fois chaque jour et durent pendant longtems. On doit donc s'attendre à des modifications très-grandes dans la constitution du corps si les alimens ont des propriétés bien tranchées, ou opposées à l'état des organes. Heureusement que l'habitude a bientôt fait perdre une partie de cette influence, et puisque Mithridate s'était habitué aux poisons, on ne doit pas s'étonner qu'un régime qui d'abord paraît, à en juger par les premiers effets qu'il produit, devoir modifier profondément le tempérament, finit par ne produire à la longue qu'une faible impression, et en définitive le corps conserve à peu de chose près sa complexion primitive, comme, à la longue, il se façonne aux climats, aux saisons, aux températures, etc. Néanmoins il suffit que cette influence soit réelle pour que nous indiquions les propriétés les plus tranchées des alimens; nous les réduirons à trois seulement.

—

DES ALIMENS ADOUCISSANS OU RAFRAÎCHISSANS.

Les alimens de cette classe sont, sans contredit, les plus nombreux, et, parmi eux, les fécules sont les plus nourrissans. Le sucre, le lait, le beurre, l'huile, sont les plus doux; les mucilagineux, comme les épinards, la laitue, les carottes, les navets, et autres semblables, les moins nourrissans ; les fruits les plus rafraîchissans, surtout ceux qui sont rouges et acidules ; la gélatine et la chair des jeunes animaux sont légers, rafraîchissans et assez nourrissans, s'ils ne sont pas trop visqueux ; tous ces alimens, dont les qualités ont été expliquées, n'excitent point les organes, n'échauffent point, et nourrissent plus ou moins, mais en produisant une sorte de calme, de relâchement, de faiblesse même, qui caractérisent les effets de ce qu'on appelle le *régime maigre*. En persévérant long-tems à user de ce régime, si le corps ne devient pas faible il reste lourd, sans activité, sans énergie, comme les goûts et les penchans ; en sorte que les actions, les pensées, les désirs deviennent languissans, et tel était le but que se proposaient les fondateurs d'ordres religieux en proscrivant la viande, mais qu'ils n'atteignaient pas toujours, parce qu'il arrivait souvent qu'en produisant la faiblesse du corps, ils ne faisaient qu'augmenter l'activité de l'imagination et exalter les passions qu'ils voulaient combattre.

DES ALIMENS TONIQUES OU FORTIFIANS.

Nous devons placer en première ligne les fécules assaisonnées avec de légers aromates, ou avec du bouillon gras; les légumes et les mucilagineux assaisonnés au jus, les animaux à chair blanche, les oiseaux, les poissons, les œufs, les champignons et tous les alimens qui nourrissent beaucoup ans échauffer. On remarquera que nous ne mentionnons ici aucun des assaisonnemens excitans; car si nous parlons de bouillon gras et de jus, ce n'est que parce que la grande quantité de fécule ou de mucilage qui doit s'y trouver jointe peut en atténuer l'action échauffante. Il ne faut plus regarder ces derniers alimens comme adoucissans ou rafraîchissans; ils sont très-nourrissans, ils fortifient le corps, mais ne produisent pas ce calme, cette diminution de l'activité vitale qui résultent de l'usage exclusif des précédens. Sous l'influence de ce régime le tempérament prend et conserve de la vigueur;

il est bien nourri, la santé est entretenue, et la vie peut être prolongée sans accidens. Le caractère des alimens toniques est de contenir une dose suffisante d'assaisonnemens excitans pour en déterminer une facile digestion, sans fatiguer l'estomac. On peut, d'après cela, regarder comme le repas le plus salubre celui qui se composera de bon pain, de légumes bien cuits et peu assaisonnés, de poissons légers et peu gras, de viandes blanches assez faites, et d'autres semblables : c'est le régime tonique.

—

DES ALIMENS EXCITANS OU ÉCHAUFFANS.

Nous appelons ainsi tous ceux qui, introduits dans l'estomac et les intestins, y produisent une impression subite et forte, en réveillant l'action et accélérant la digestion. Ces alimens sont de trois sortes : 1° dans les uns une substance très-nourrissante contient naturellement dés principes excitans : telles sont principalement les viandes fortes et colorées, comme le bœuf, le mouton, le cochon, le chevreuil et les différens gibiers. On sait, d'après les détails dans lesquels nous sommes entrés, que ces substances n'ont besoin d'aucun assaisonnement pour exciter, échauffer. Il en est de même, parmi les végétaux, du céleri, des ognons, des choux, des truffes, etc., qui, en nourrissant moins, échauffent presque autant ; 2° il en est d'autres qui échauffent beaucoup sans nourrir ; ce sont tous les assaisonnemens excitans que nous avons passés en revue, page 128 ; 3° enfin tous les alimens sans exception peuvent devenir échauffans lorsqu'on y ajoute une quantité notable de ces derniers. On conçoit en effet que la substance la plus douce cesse de l'être si on l'assaisonne fortement avec de l'ail, de la moutarde, du poivre, de la muscade, des épices et autres semblables. Il suit de là que ces trois sortes d'alimens sont très-échauffans ; mais les premiers nourrissent et excitent naturellement ; les seconds nourrissent peu et échauffent fortement ; enfin dans les derniers la qualité nutritive est naturelle, et ils ne sont échauffans qu'en proportion des préparations qu'on leur fait subir, et des assaisonnemens qui y sont joints.

D'après ces explications il sera facile de reconnaître à laquelle de ces trois classes appartient une substance alimentaire quelconque, suivant qu'elle sera douce, fortifiante ou excitante ; et bien que nous n'ayons cité qu'un petit nombre d'exemples les plus remarquables pour chacune, nous pourrons beaucoup abréger les considérations dans lesquelles nous allons entrer pour guider dans le choix des alimens.

DU CHOIX DES ALIMENS.

Il semblerait qu'après avoir passé en revue tous les alimens, fait connaître leurs qualités, et par conséquent signalé les meilleurs, le choix de ceux qui doivent être préférés est suffisamment indiqué ; mais il n'en est point ainsi. Ce n'est pas assez qu'un aliment soit par lui-même bon, nourrissant et salubre, il faut en outre que, par les propriétés dont il est doué, il soit approprié aux circonstances auxquelles on l'applique. Les observations suivantes sur le régime des âges, des sexes, etc., bien que très-succinctes, suffiront pour mettre cette vérité hors de doute.

DU RÉGIME DES AGES.

Le régime, en général, se compose de la quantité et du choix des alimens. Sous le premier point de vue, on peut réduire toutes les règles du régime des âges à la stricte application d'un aphorisme d'Hippocrate dont le sens est que l'abstinence est d'autant plus difficile à supporter que l'âge est moins avancé. En effet, l'enfant peut d'autant moins supporter l'abstinence qu'il est plus jeune, parce qu'il a une plus grande énergie de vie, des mouvemens intérieurs plus prompts comme toutes ses actions extérieures, enfin un besoin de réparations plus fréquentes, parce que la nutrition est active comme l'accroissement; il suit de là que l'enfant, surtout s'il est très-jeune, doit faire des repas très-répétés, et que dans ses maladies il doit toujours être mis à une diète moins rigoureuse. Dans l'adolescence il faut plutôt une nourriture abondante que des repas fréquens. Il en est à peu près de même dans la jeunesse ; mais si, après l'accroissement, l'appétit et l'habitude de prendre beaucoup d'alimens, continuent encore, il est bien certain que le corps n'en a plus le même besoin. Aussi voit-on le plus ordinairement que, dans l'âge viril, l'on mange moins, l'appétit est moins fort, et enfin, dans la vieillesse, la vie diminue d'énergie, les digestions deviennent lentes, le corps n'a plus besoin de réparation, l'abstinence est facilement supportée, et alors il serait dangereux de faire des repas fréquens et trop copieux. Aussi, dans leurs maladies, on peut presque toujours mettre les vieillards à la diète sans aucun inconvénient, et le défaut d'appétit n'est point chez eux un mauvais signe comme dans les autres âges, et surtout dans l'enfance.

Chaque âge exige aussi une qualité particulière d'alimens. Le lait de sa mère est certainement ce qui convient le mieux à l'enfant nouveau-né. C'est un liquide clair, très-peu nourrissant, et qui suffit parce qu'il ne faut pas encore nourrir, mais évacuer. On doit

même commencer par donner de l'eau
sucrée avant de faire téter l'enfant.
Cette dernière précaution est encore
plus nécessaire lorsqu'on a recours à
une nourrice dont le lait, épais et con-
sistant, fatiguerait les organes de l'enfant si on ne les préparait d'avance à le
recevoir en donnant pendant quelques
jours cette même eau sucrée, que l'on
aromatise avec de la fleur d'oranger ou
de la cannelle, s'il est nécessaire de ranimer ses forces. Il ne faut pas donner le sein
immédiatement après l'accouchement,
mais aussitôt que la mère est replacée
dans son lit, et y a pris quelques heures de
repos. Dans tous les cas, si des circonstances empêchent de donner aussitôt le lait
de la mère ou d'une nourrice, il faut se
garder de nourrir l'enfant, comme on le
fait souvent, avec des farineux et encore
moins du bouillon de viande. Pendant
deux ou trois jours, il n'a besoin que
d'une boisson douce telle que l'eau
d'orge ou de gruau, ou seulement de
l'eau miellée qui favorise les évacuations; ensuite du lait peut suffire pendant plusieurs jours; encore fait-on
bien quelquefois de le couper avec les
mêmes boissons. Il est cependant avan-

tageux de donner des alimens de bonne heure, surtout quand l'enfant est fort et paraît en avoir besoin. Ce régime le rend plus robuste et il se trouve toujours préparé au sevrage, s'il devient subitement nécessaire. On fera bien de donner après la première ou la seconde semaine une bouillie légère, ou une panade de croûte de pain peu épaisse. Il faut toujours commencer par une petite quantité, surtout si la mère ou la nourrice a beaucoup de lait. On doit un peu aromatiser les bouillies ou les panades, les sucrer plutôt que les saler, et quand on emploie le bouillon gras le faire avec très-peu de bœuf et une forte proportion de veau ou de poulet. Ce régime est préférable au lait de vache, qui, le plus souvent, se digère moins bien seul qu'uni à une fécule ; cette union fournit en même tems une nourriture plus substantielle. La bouillie n'est d'ailleurs un mauvais aliment que quand on en laisse trop prendre, ou qu'elle est mal préparée ; mais en petite quantité avec d'autres alimens, et faite avec de la farine de blé torréfiée d'avance et bien cuite, elle n'a jamais d'inconvéniens.

Lorsque l'enfant est privé de lait de

femme, il est préférable de lui donner celui d'ânesse ; mais si l'on veut qu'il profite des avantages de l'*allaitement*, il vaut mieux avoir recours à une chèvre qui est plus facile à dresser. On remarque que l'enfant nourri avec du lait de chèvre est plus vif qu'avec celui de vache ; il a même quelquefois des insomnies. Pour un enfant nouveau-né, si on ne donne pas le lait d'ânesse, il faut couper les autres espèces avec de l'eau sucrée, une eau de chiendent ou d'orge légère, du petit-lait, ou enfin avec du lait d'amandes. On commence par couper avec moitié de ces liquides ; mais on en diminue successivement la dose. Au surplus, il est encore plus nécessaire de joindre les bouillies, les panades et les soupes à cet allaitement artificiel, que quand l'enfant prend le lait au sein.

Quant à l'âge du sevrage, c'est celui où l'enfant peut se passer de téter ; aussitôt, par conséquent, qu'il peut digérer toute espèce d'alimens. Il n'est pas de meilleure règle à cet égard. Les plus faibles doivent être sevrés plus tard ; mais il ne faut jamais donner le sein trop long-tems ; la constitution en reslerait quelquefois plus faible. Il est rare que l'on ait besoin de dépasser une année; c'est même déjà trop pour les enfans un peu robustes. Il importe surtout de ne pas faire le sevrage subitement afin que l'estomac s'habitue aux nouveaux alimens : on doit, à mesure que l'on donne plus de ceux-ci, faire moins téter.

En sevrant l'enfant, il ne faut pas le faire passer brusquement à un autre régime différent de celui dont il usait déjà; il faut seulement augmenter la quantité d'alimens, choisir des substances un peu plus nourissantes, et de propriétés analogues. On ne doit pas croire qu'une nourriture purement végétale ou animale soit préférable; ce qu'il faut préférer, ce sont des alimens légers, de facile digestion, doux et bien nourrissans, ne pas oublier que les enfans n'ont pas des organes digestifs très-forts, bien que l'action en soit très-rapide; que par conséquent des alimens lourds et grossiers les fatigueraient : que d'un autre côté ils sont très-irritables, ce qui rendrait nuisibles pour eux les assaisonnemens excitans. Le mieux sera un mélange de végétaux frais et bien cuits,

de viandes blanches, succulentes et rôties, de fruits mûrs et de bon pain. Mais
tout en évitant les gâteaux, les sucreries, les confitures, et tous les échauffans dont l'abus surtout peut leur nuire
beaucoup, on fera bien de les habituer
doucement à manger de toute espèce
d'alimens, même de ceux qui passent
pour ne pas être les plus sains, en ayant
soin de ne leur en donner que quelquefois, et en petite quantité. Lorsque la pu-
berté s'annonce, et pendant toute l'adolescence, les mouvemens circulatoires
ont une grande force, on voit des hémorrhagies, des inflammations ; les
organes reproducteurs prennent une
grande énergie, et sont naturellement trop excités ; il faut donc que
la nourriture soit douce, pour ne pas
augmenter cette disposition ; il faut
aussi qu'elle ne soit pas trop succulente,
pour ne pas rendre le sang trop riche ;
mais il la faut substantielle parce que
c'est le tems de l'accroissement. C'est
encore le cas d'exclure les échauffans,
les viandes fortes, le gibier ; les fécules
conviennent alors, les légumes frais et
et surtout les fruits pour tempérer et
rafraîchir.

Les mêmes remarques peuvent s'appliquer à la jeunesse, pendant laquelle seulement, on peut, sans autant d'inconvéniens, manger les alimens que nous avons interdits aux adolescens, pourvu que ce soit en petite proportion. Nous ne dirons rien de l'âge mûr jusqu'à la vieillesse, parce que c'est à cette grande époque de l'existence que l'on use de toutes les nourritures, et que c'est par conséquent à celle-là que doit s'appliquer ce qui a été dit précédemment de toutes les substances alimentaires.

Quant au vieillard, la plus grande densité de ses organes, leur sécheresse, et leur rigidité exigent une alimentation humectante, nourrissante sous un petit volume, tonique et même un peu excitante, afin de réveiller l'action engourdie de l'estomac et des intestins. Il est souvent constipé, mais ce n'est pas ordinairement par les relâchans, les rafraîchissans qu'on y remédie. Cet état tenant presque toujours à la faiblesse, on le fait plus sûrement cesser par des alimens fortifians; mais c'est surtout alors qu'il ne faut pas abuser des excitans un peu énergiques, afin de ne pas éteindre

10 *

le peu de sensibilité qui reste. Toutes les espèces de soupes conviennent aux vieillards, parce qu'elles leur fournissent un aliment presque liquide, facile à digérer et qui peut se passer de la mastication que le défaut de dents rend difficile et presque toujours imparfaite. Par la même raison, le bouillon et tous les alimens liquides leur conviennent, ainsi que les viandes tendres, faciles à diviser, et il sera toujours avantageux de réduire en hachis les alimens solides que la mastication ne pourrait pas assez diviser. On conçoit d'après cela que les alimens doux, le lait et les fruits en grande abondance, à moins de les assaisonner de vin et de sucre, doivent être retranchés du régime des vieillards.

DU RÉGIME DES SEXES.

Bien que les dispositions physiques et morales de la femme ressemblent beaucoup à celles de l'enfant, on serait dans une étrange erreur si l'on croyait qu'elle dût être soumise au même régime. Ce serait perdre de vue que la constitution de la femme est achevée, tandis que les organes de l'enfant doivent encore se développer long-tems. L'on a une première preuve de l'influence de cette différence si tranchée, en remarquant que l'enfant ne peut supporter l'abstinence, tandis que la femme, dont la vie est sédentaire, peut subsister avec une très-petite quantité de nourriture. Aussi son régime doit-il être doux, léger, à peine tonique, presque jamais excitant. Au contraire, la constitution robuste de l'homme exige une nourriture abondante, substantielle et très-tonique, afin de suffire à une vie plus active et à des forces digestives plus énergiques.

—

RÉGIME PENDANT LA GROSSESSE.

Un fâcheux préjugé a persuadé à beaucoup de femmes que pendant la grossesse elles devaient manger pour deux. Cet excès d'alimentation produit souvent une abondance de sang qui nécessite des saignées, ou cause l'avortement. Le commencement de la gros-

sesse est marqué par un défaut d'appétit, un dégoût pour tous les alimens
substantiels. C'est un avertissement
naturel qui doit les engager à ne
prendre qu'une petite quantité de nourriture légère, et lorsque ces premiers
accidens sont passés, elles doivent encore se borner à ne prendre que la
quantité d'alimens suffisante pour satisfaire l'appétit. Quant aux femmes
qui persisteraient à croire que l'enfant
a besoin d'une nourriture spéciale, elles
peuvent penser que le sang qu'elles
perdaient chaque mois, et qu'elles conservent alors, en tiendra lieu.

Souvent, dans le milieu de la grossesse, il succède aux dégoûts un appétit
tellement désordonné qu'il y aurait du
danger à le satisfaire. La raison doit
alors servir de guide, et faire éviter
avec un soin égal et l'abstinence qui af-
faiblirait, et l'intempérance qui, en
causant des indigestions ou la pléthore,
ferait courir les mêmes dangers de
fausses couches. Enfin, on sent qu'à la
fin de la grossesse, on ne doit plus faire
que de légers repas; l'estomac alors
très-refoulé ne pourrait contenir beaucoup d'alimens à la fois, et dans ce cas

il faut les choisir sains et nourrissans, afin que, sous un petit volume, ils réparent promptement les pertes.

C'est surtout pour l'état de grossesse que les meilleurs alimens sont ceux qui se digèrent le mieux. Il ne faut pas oublier que le goût, et le tempérament de la femme, peuvent quelquefois tellement se modifier, que des alimens les plus malsains, savourés avec délice, passent bien plus aisément que les mieux choisis et les plus délicats. On aurait tort de craindre, par exemple, que les acides ne leur préparent des tranchées après l'accouchement, ainsi qu'à leur enfant. Au contraire les fruits acides, à moins qu'ils ne causent évidemment des aigreurs d'estomac et des coliques, ou qu'on ne les mange avant leur maturité, sont très-utiles aux femmes enceintes, en ce qu'ils rafraîchissent et diminuent la constipation et la chaleur du ventre, qui le plus souvent les tourmentent. Ce sont principalement les fruits rouges qui produisent ces bons effets. Il sera mieux cependant de n'en point faire une nourriture exclusive, parce qu'on n'en serait pas assez nourri ; mais si, pendant un certain tems, tout autre aliment répugnait, il n'en résulterait pas d'inconvéniens. En général, à moins que les femmes enceintes ne désirent des substances tout-à-fait malfaisantes, il ne faut pas trop obstinément refuser de les satisfaire, l'expérience ayant appris que des appétits, en apparence dépravés, sont parfois un avertissement de l'instinct qui décèle le besoin et en même tems la puissance de l'estomac. Il peut y avoir du danger à repousser impérativement les désirs que l'état de grossesse fait naître : par cela même qu'ils résultent d'un état vicieux du système nerveux, ils n'en sont que plus fortement sentis, et le refus de les satisfaire peut causer assez de contrariété et d'agitation pour amener des dérangemens dans la santé de la mère, et par suite dans celle de l'enfant. Mais il y a loin de cette explication à la croyance ridicule, et néanmoins bien établie, que l'envie de la mère, si elle n'est pas satisfaite, produit nécessairement sur l'enfant, à la place où elle s'est touchée tandis qu'elle en était agitée, une empreinte ou une représentation de l'objet désiré. Que de figures singulières on verrait, dit Buffon, si les vains désirs de la mère étaient écrits sur la peau des enfans ! Nous savons bien qu'il n'est pas un de nos lecteurs qui n'ait dans la mémoire plusieurs anecdotes bien authentiques qui lui paraissent démonstratives de l'influence de l'imagination dans la production des marques, des taches, des signes, etc. Mais une seule observation répond à tout ce que l'on cite à cet égard; c'est que jamais aucune de ces figures ne ressemble, même aux yeux des *croyans*, exactement aux objets qu'elle est censée représenter; et pour celles qui voient sans prévention, ce ne sont que des caprices de la nature qui ne ressemblent réellement à rien.

DU RÉGIME DE LA FEMME EN COUCHE.

Il ne faut pas diriger la femme en couche, sous le rapport de la nourriture, comme une malade, ni une personne en parfaite santé. Le régime qui lui convient est celui de la convalescence d'une maladie qui aurait ébranlé fortement le système nerveux, disposé à la fièvre inflammatoire, et qui, cependant, aurait assez épuisé les forces pour exiger quelque restauration. On conçoit d'après cela que toutes espèces d'excitans doivent être bannies, si l'on ne veut pas augmenter l'irritation nerveuse; que l'on ne pourrait pas donner ces rôties au vin chaud, assaisonnées de cannelle ou d'autres substances échauffantes, sans risquer d'amener des pertes ou des inflammations; enfin que si, quelquefois, et seulement quand la personne est faible naturellement, et très-fatiguée par un accouchement pénible, on lui permet quelques fortifians, ce ne doit être qu'un bouillon gras, un potage et une petite quantité de bon vin. D'un autre côté, à moins de pertes trop abondantes, de coliques fortes, ou d'inflammations, la diète serait inutile, surtout si la femme nourrit. Il suffit donc qu'elle mange moins que dans l'état ordinaire, que les alimens soient doux et faciles à digérer. Il faut ajouter toutefois que la fièvre de lait est moins forte lorsqu'il n'a pas été pris beaucoup d'alimens depuis l'accouchement. Le jour de cette fièvre l'on ne doit prendre que du bouillon, ou faire

diète tout-à-fait. Enfin après le quatrième
ou le cinquième jour on réglera le régime
suivant les circonstances, l'appétit, la
quantité ou l'espèce d'alimens que la
femme prend ordinairement, selon son
tempérament, ses forces, etc.; mais,
dans presque tous les cas, on pourra
s'en tenir aux substances douces, on
sera le plus long-tems possible économe
d'alimens toniques, et l'on bannira les
excitans.

RÉGIME DES NOURRICES.

Les mères qui allaitent et les nourrices pensent, comme les femmes enceintes, qu'elles doivent se nourrir pour
elles et leur enfant. Elles mangent au-
delà du besoin afin d'avoir plus de lait;
il en résulte au contraire que l'estomac,
surchargé d'alimens, digère mal, qu'il y
a des coliques, des vents, des aigreurs,
et que tous ces dérangemens produisent
un mauvais chyle qui, à son tour, vicie
les qualités du lait.

Il arrive aussi assez souvent que l'on
change brusquement le régime des

nourrices. Souvent une paysanne fort sobre, et dont la nourriture est assez grossière, transportée dans une famille aisée, y est soumise tout à coup à un régime que l'on se plaît à rendre d'autant plus succulent, qu'on croit par là amener plus et de meilleur lait. Cet usage est dangereux. On fait bien, à la vérité, de remplacer les alimens grossiers par de plus sains ; mais il faut, autant que possible, les choisir de nature et de qualités analogues à ceux dont la nourrice usait habituellement, et ne l'amener que graduellement à un nouveau régime.

Une autre règle bien importante consiste à ne point l'astreindre à une seule nourriture purement animale ou végétale ; mais, si l'on voulait opter, il faudrait donner la préférence à la dernière ; parce que l'on a remarqué que les végétaux fournissent plus de lait que les substances animales, et que ces dernières, prises en trop grande proportion, incommodent les enfans. Le mieux est donc un régime mixte, dans lequel, cependant, la proportion des végétaux soit plus grande. Il est surtout nécessaire de choisir les alimens des nourrices dans la classe des doux et des fortifians, d'éviter avec soin les excitans, les ragoûts épicés, les fromages forts, le lard, les salaisons et autres semblables, ainsi que le café et le chocolat. Quant aux acides et aux crudités, il ne faut les défendre qu'autant que par leurs effets ils sont évidemment nuisibles à l'enfant, et cette règle doit même être suivie pour tous les alimens. Lorsque le nourrisson éprouve plusieurs fois de suite des accidens après que la nourrice a fait usage d'un aliment, fût-il le plus sain en apparence, elle doit y renoncer; de même, lorsqu'une substance, qui passe pour mauvaise, ne paraît pas nuire, on doit lui en laisser manger; les salades, les fruits acides et autres, sont dans ce cas; l'on doit d'autant mieux les permettre que, quand ils ne causent pas de tranchées à l'enfant, ils rafraîchissent et sont utiles à la nourrice, surtout si elle est bilieuse et constipée. Dans tous les cas, l'abus est toujours à redouter, et l'on n'en doit permettre qu'une petite quantité.

RÉGIME DES FEMMES A L'AGE CRITIQUE.

Le régime est certainement le moyen le plus assuré de préserver les femmes de la foule d'accidens qui les assiégent à l'époque où elles doivent cesser de pouvoir devenir mères. Celles qui ne discontinuent pas de vivre dans la bonne chère, d'user de beaucoup de mets salés et fortement assaisonnés, de café, de liqueurs et de toutes sortes d'excitans, passent très-difficilement ce tems. Au contraire, les femmes qui ont toujours été sobres, ou qui, à l'approche de l'âge critique, se sont soumises à un régime doux, peu nourrissant, et ont cherché à diminuer le sang par une sorte de diète qui consiste à ne prendre que la quantité d'alimens dont elles ont besoin absolument pour se nourrir, celles-là n'éprouveront que peu ou point d'accidens. Il importe surtout que ces alimens soient faciles à digérer et plus rafraîchissans qu'échauffans. Elles mangeront peu de viandes, banniront les choses fortes, noires, salées et fumées. On leur défend aussi les poissons, qui passent pour augmenter la disposition aux éruptions à la peau, à ces boutons qui couvrent si souvent la figure des femmes au retour d'âge. Ce danger ne nous paraît fondé qu'autant qu'elles en mangeraient beaucoup ; car une petite quantité de poissons légers ne peut être qu'avantageuse si on les prend avec des végétaux de la saison, des fruits mûrs, du poulet, et d'autres substances douces. Enfin, on recommande encore aux femmes de cet âge de ne prendre que peu de farineux, qui augmentent le sang et donnent des vents, et surtout de ne point souper, lorsqu'elles éprouvent des oppressions, des chaleurs et autres accidens qui dénotent la pléthore.

RÉGIME DES TEMPÉRAMENS.

On appelle tempéramens certaines différences physiques et morales que présentent les hommes dans l'état do santé, et qui dépendent des proportions, des rapports des parties et de l'énergie plus grande de certains organes. Il est aisé de comprendre que ces dispositions particulières exigent un régime propre.

Le tempérament *sanguin*, caractérisé par une grande activité de mouvemens, une disposition aux hémorrhagies, aux inflammations, demande des alimens peu nourrissans, rafraîchissans et plus capables d'augmenter la fluidité du sang que d'en accroître la masse et la richesse. Les fécules et les viandes succulentes doivent être prises en petites quantités ou sont exclues du régime, tandis que les alimens contenant peu de matière nutritive sous un grand volume, et qui sont doux et rafraîchissans, doivent être préférées; tels sont les légumes frais, les végétaux peu féculens, et surtout les fruits.

Dans le tempérament *musculaire*, où les chairs forment une grande masse et où les forces ont une grande énergie, ces derniers alimens ne conviendraient que si l'on voulait diminuer ces dispositions, modérer cet excès de force; car si l'on avait dessein de les entretenir et de les augmenter, il faudrait donner des alimens substantiels et restaurans. On rapporte que l'athlète Milon de Crotone tuait un bœuf d'un coup de poing et le mangeait dans sa journée. On dit aussi qu'il déracinait les arbres : mais on est sûr qu'il ne les dépouillait pas de leurs fruits, parce qu'une nourriture aussi peu restaurante lui aurait bientôt fait perdre sa force et sa vigueur. Les hommes doués de beaucoup de forces physiques ont donc besoin d'alimens toniques. Des organes digestifs d'une grande énergie leur permettent d'user de substances plus nourrissantes que délicates. Cette même activité de la digestion rend peu nécessaire chez eux l'usage des assaisonnemens excitans; mais en même tems, elle leur en permet l'excès sans danger, à moins qu'il ne soit poussé trop loin ou continué trop long-tems.

Dans le tempérament *bilieux*, l'irritation des organes de la digestion, par l'abondance de la bile, a besoin d'être combattu au moyen d'un régime doux et rafraîchissant, et la rigidité des solides demande beaucoup d'humectation. Il faut conséquemment user de végétaux frais, de fruits acidulés, de l'oseille, des viandes légères et douces, de légumes et même de farineux qui ne pourraient nuire qu'en donnant des vents. Au contraire, tout ce qui serait échauffant, épicé, excitant, serait dangereux en augmentant la sécrétion de la bile déjà trop abondante.

Le tempérament *nerveux*, dans lequel la sensibilité est exaltée, la susceptibilité nerveuse très-grande, et où les forces manquent, exige un régime à la fois doux et restaurant. C'est surtout dans cet état que l'on évitera avec soin toute espèce d'excitans, et que les alimens toniques même seront pris avec une certaine réserve. Mais il ne faudra pas, dans le but de se préserver des mauvais effets des échauffans, user trop exclusivement de substances peu restaurantes, ni perdre de vue que les personnes nerveuses sont faibles, et que, si elles se nourrissent de fruits et de légumes seulement, elles risqueront, en augmentant leur faiblesse, d'accroître la susceptibilité nerveuse et de rendre plus insupportables ces innombrables affections connues sous le nom de *vapeurs*.

—

CHOIX DES ALIMENS SUIVANT LES PROFESSIONS.

Les professions engendrent chez les hommes des dispositions et des habitudes qui deviennent des conditions de leur existence, et forment à la longue des modifications tellement prononcées qu'elles constituent, pour ainsi dire, un nouveau tempérament. Il est aisé de sentir, dès-lors, qu'une seule espèce d'alimens ne pourrait pas plus convenir à toutes les professions qu'à tous les tempéramens. Mais, quelque multipliées que soient les professions, il suffit, sous le rapport du régime, de les ranger sous deux divisions : l'exercice du corps, celui de l'esprit. Parmi les premières, les unes exercent tout le corps comme chez les cultivateurs, les forgerons et autres semblables. Or, dans celle-là, les alimens doivent entretenir une grande force, puisque tout le corps fait de grands exercices. Des fruits, des végétaux peu nourrissans ne pourraient suffire ;

il faut des substances très-nutritives, il convient même qu'elles ne soient pas très-délicates, attendu que si la digestion en était facile, bientôt la faiblesse serait produite avec le besoin d'une nouvelle alimentation, et le travail ne pourrait être soutenu comme avec des alimens grossiers qui ne fournissent que lentement leurs principes nutritifs. Voilà pourquoi les ouvriers qui fatiguent beaucoup se trouvent bien de ces pains mats et souvent mal cuits, de ces galettes compactes dont le peuple se nourrit dans beaucoup de pays pauvres, et digèrent très-bien les viandes les plus indigestes.

D'autres professions sont sédentaires, ou ne font mouvoir qu'une partie du corps, telles sont celles des cordonniers, des tailleurs et la plupart des professions de femmes. Le régime n'a pas besoin d'être aussi restaurant, parce qu'il y a moins de fatigue, mais, par cela même qu'il n'y a pas d'exercice, l'estomac est faible et il est nécessaire de l'aider par des alimens toniques et même un peu excitans. Des subtances douces seraient digérées difficilement.

Quant aux professions où l'esprit seul

s'exerce, elles rentrent, sous certains rapports, dans la classe des travaux sédentaires et peuvent être soumises aux mêmes règles. Cependant beaucoup d'autres considérations peuvent les faire modifier. D'abord il n'y a pas de mouvemens, même partiels, du corps; ensuite le cerveau étant le centre de toutes les actions, l'estomac est nécessairement languissant, le ventre paresseux, l'appétit presque toujours faible : tel est, en aperçu, la disposition à laquelle le régime doit être approprié. D'un autre côté, il y a une plus grande susceptibilité; en sorte que, comme dans le tempérament nerveux, on doit éviter les excitans qui agaceraient, ne pas même donner les toniques seuls qui seraient encore trop échauffans, et prendre beaucoup de substances douces, de viandes légères et de fruits mûrs pour prévenir ou diminuer la constipation, si commune chez les gens de lettres.

Bien entendu qu'en indiquant des préceptes aussi bornés, nous n'avons entendu citer que des exemples; mais on pourra régler le régime de toutes les professions en appliquant avec de légères modifications suivant les cas, ce que nous avons dit de ces trois classes.

CHOIX DES ALIMENS SUIVANT LES SAISONS.

L'influence des diverses saisons de l'année sur l'état du corps est un fait bien connu, mais la digestion est, de toutes les fonctions, celle qui en éprouve des modifications plus profondes. C'est surtout sous le rapport de l'appétit, de la faculté de digérer, et du besoin de certains alimens préférablement à d'autres, que l'on a eu raison de dire que l'homme du printems ne ressemble pas plus à celui de l'automne, que l'homme de l'été à celui de l'hiver. Cependant cette mutation profonde n'est sensible que quand les saisons font éprouver leurs effets les plus intenses. Tout le monde saisit facilement l'impression différente que ressent le corps du froid très-vif de l'hiver, et de la chaleur des jours caniculaires; mais il ne faut pas croire que les autres époques des saisons, dont les effets sont moins tranchés, ont pour cela des effets moins réels : seulement elles produisent des changemens que l'on ne remarque pas.

On sait qu'en hiver l'appétit est plus fort, la digestion plus active, et que l'on prend une plus grande quantité d'alimens qui sont mieux et plus promptement digérés que dans les autres saisons. Cela tient à ce que le froid, resserrant les tissus, engourdit, en quelque sorte, la surface du corps, arrête en partie la transpiration, concentre les forces à l'intérieur, et donne plus d'énergie aux organes de la digestion ; aussi les indigestions sont plus rares l'hiver, bien que l'on mange davantage, et l'on peut se nourrir sans inconvéniens de substances plus dures, plus pesantes, plus difficiles à digérer. Par la même raison, des végétaux sans fécules, des fruits aqueux ne substanteraient pas assez ; c'est l'époque où l'on doit user des farinenx les plus nourrissans, des viandes les plus succulentes, et où il est moins besoin d'assaisonnemens pour en aider la digestion. L'hiver est donc la saison où le choix des alimens est moins important ; presque tous peuvent être pris impunément, et ce qui prouve que la digestion s'en fait bien, c'est qu'en général l'on engraisse durant cette saison.

La digestion ne s'exerce pas avec beaucoup moins d'activité au printems, ou plutôt l'énergie de l'estomac semble se continuer, l'appétit ne se perd point, les alimens passent bien et assez vite, et si déjà une température plus douce ramène la vie au dehors du corps, l'impulsion puissante que le renouvellement de l'année redonne à toutes les actions vitales remplace ce que les fonctions digestives perdent en énergie. Les alimens de l'hiver peuvent par conséquent être pris encore, mais il ne faudrait point continuer long-tems le même régime; il serait bientôt trop nourrissant, amènerait la pléthore, les hémorrhagies, beaucoup d'éruptions, de boutons à la peau, et disposerait mal le corps pour supporter les chaleurs de l'été. C'est ce qu'ont merveilleusement senti les anciens législateurs lorsqu'ils instituèrent des carêmes dans cette saison. Ce n'est pas qu'un jeûne trop sévère, et même un régime trop léger, ne soient sans inconvéniens après que le corps s'est habitué à une nourriture forte et abondante, mais il est très-utile alors de manger des viandes plus légères, comme le poisson, de remplacer les rôtis par des bouillis, de prendre plus de légumes, et en général de tremper davantage les alimens, ou de choisir ceux qui sont plus humectans, plus doux, plus rafraîchissans. Ainsi les alimens du printems ne doivent pas être aussi nourrissans que ceux de l'hiver, mais ils doivent l'être assez pour conserver au corps des forces capables de résister aux changemens, aux inégalités de température.

Pendant le printems, la force, la vigueur du corps se sont peu à peu épuisées, et bientôt la chaleur agissant avec énergie, amène, avec une excitation générale, une débilité extrême. La peau est animée, rouge et comme boursouflée ; la sueur en découle ; toute la vie semble avoir passé à l'extérieur, tandis que les organes digestifs sont débiles, et en même tems très-échauffés, très-irritables. Aussi la digestion est languissante, souvent pénible ou troublée ; l'appétit nul ou faible, et ne revient pas quand l'estomac est vide, ce qui fait que l'on est plutôt appelé à table par l'heure des repas que par une faim décidée. C'est alors que les viandes succulentes, colorées, les ragoûts et même le bouillon gras répugnent et ne conviennent pas, tandis que les alimens aqueux et médiocrement nourrissans sont les plus appropriés. La nature semble avoir prévu les besoins de l'homme en faisant mûrir les fruits pendant l'été, époque de l'année où leur usage était plus avantageux. Les anciens faisaient beaucoup de cas, pour le régime de l'été, de ce qu'ils nommaient les fruits *horaires*, c'est-à-dire qui venaient dans le tems de la canicule. Ce sont les plus succulens qui mûrissent à cette époque, ou pendant les plus fortes chaleurs de l'été, et ce sont les plus appropriés à l'état du corps puisqu'ils rafraîchissent, étanchent la soif et nourrissent peu. Il ne faut point oublier, toutefois, que la faiblesse de l'estomac est un résultat de celle de tout le corps, et que, si l'on doit prendre des alimens légers et doux, il faut y mêler quelques substances légèrement excitantes, afin de réveiller son action sans l'irriter, et en même tems un peu nourrissantes, afin de restaurer le corps et lui donner la force de résister à l'action débilitante de la chaleur. Ainsi l'on prendra avec des végétaux frais, des légumes, des fruits, une petite quantité de volaille rôtie, de mouton, de veau, de poissons, mais il sera toujours important que tous ces alimens soient très-frais, car il n'y aurait rien de plus dangereux, dans cette saison, que des viandes corrompues; l'on doit par conséquent repousser les venaisons et même les salaisons. On sait que la bile abonde alors : un semblable régime ne ferait qu'accroître la chaleur intérieure qui la produit, et donnerait à ce liquide des qualités capables de déterminer des maladies putrides : on préviendra, au contraire, ces résultats par les alimens rafraîchissans et nourrissans tout à la fois, surtout en faisant manger beaucoup d'oseille, et en ne prenant point de viande sans y joindre beaucoup plus de végétaux.

Au commencement de l'*automne*, le corps conserve les impressions qu'il a reçues des chaleurs de l'été; ce n'est que peu à peu que la température devenant moins chaude, la faiblesse diminue, l'estomac reprend son énergie, et les digestions deviennent d'autant plus faciles que l'on approche davantage de l'hiver. Il faut donc, dans le choix des alimens, suivre cette progression, ne pas s'écarter subitement du régime de l'été, et ne passer que doucement à celui de l'hiver. A cet égard il est à remarquer que si l'on obéissait trop vite au sentiment de faim qui renaît aussitôt que les chaleurs sont passées et que l'on prît tout à coup une quantité trop considérable d'alimens fort nourrissans, les organes n'ayant pas encore repris des forces suffisantes pour en opérer la digestion, il pourrait en résulter des accidens. C'est à l'inobservation de cette règle, bien plus qu'à l'usage des fruits, qu'il faut attribuer la fréquence, durant l'automne, des dévoiemens, des dysenteries et des fièvres. C'est donc l'excès des fruits qui est dangereux en automne, d'autant plus qu'ils sont moins succulens, moins aigrelets, moins rafraîchissans, et qu'ils nourrissent plus que ceux de l'été. A cette époque où les légumes frais abondent encore, il faut, en ayant soin de choisir ceux qui sont plus nourrissans, continuer quelque tems d'en faire la base du régime. On y joindra, à mesure que la

saison s'avancera, une plus grande proportion de viandes, en passant successivement des légères à celles qui sont
succulentes et toniques, de manière à
arriver aux substances tout-à-fait restaurantes.

———

CHOIX DES ALIMENS SUIVANT LES CLIMATS.

C'est à l'intensité de la chaleur et du
froid qu'il faut attribuer les changemens
que les saisons produisent dans le corps
humain, et qui nécessitent l'usage de
certains alimens de préférence aux autres; il en est de même à l'égard des
climats. Dans les pays chauds, on
éprouve tous les effets que nous avons
attribués à l'été; dans les régions froi-
des tous ceux de l'hiver.

Dans ces dernières, les forces sont
refoulées à l'intérieur, et tandis que la
sensibilité est peu développée en dehors,
les organes internes ont plus d'énergie,
l'appétit est grand, la digestion prompte,
le besoin d'une nourriture substantielle
se fait impérieusement sentir; enfin les
hommes de ces contrées sont naturel-

lement *carnivores* parce qu'il leur faut une réparation subite et des forces toujours renouvelées pour suffire à l'activité que la froidure nécessite. Le régime végétal ne conviendrait pas dans ce cas, même les fécules les plus nourrissantes; c'est alors que les viandes de bœuf, de mouton, de cochon et autres semblables, surtout en les faisant plutôt rôtir que bouillir, et en général peu cuire, fournissent une alimentation convenable. Dans les climats chauds, au contraire, ces derniers alimens seraient nuisibles par leurs qualités excitantes; des végétaux frais, des fruits succulens contiennent assez de principes nutritifs. Ils réparent moins les organes et les forces que les chairs, le sang et la graisse, mais ils exigent moins d'efforts de la digestion qui a très-peu d'activité; ils préviennent l'abondance du sang qui serait si dangereuse sous l'influence d'une haute température, enfin ils rafraîchissent.

D'après ce que nous disons des deux climats extrêmes, on peut facilement déduire les règles du régime dans les pays tempérés. C'est là que l'homme est véritablement omnivore, qu'il mange et doit manger de tout. La viande le nourrit et l'échauffe; les légumes, les herbes, les fruits, le rafraîchissent, le tempèrent. Aussi sous ce climat privilégié, un régime exclusif serait mauvais, et ce que l'usage a institué dans nos sociétés de l'Europe, la nature l'avait indiqué à la constitution de ses habitans. Le besoin de telle ou telle nourriture suivant la latitude, est si vrai, qu'un Français, ou un Anglais, qui, peut vivre partout, ne jouit de cet avantage qu'en se soumettant au régime propre au pays qu'il parcourt. Par exemple, si, en s'approchant des régions glaciales, il continue à manger beaucoup de végétaux peu nourrissans, il doit s'attendre à voir les forces lui manquer pour supporter l'excès du froid; tandis qu'en arrivant aux tropiques, s'il continue à manger de la viande en grande quantité il sera bientôt dévoré par des fièvres bilieuses ou putrides.

CHOIX DES ALIMENS SUIVANT CERTAINES INFLUENCES, LES HABITUDES, ETC.

On concevra aisément que les variations dans la température, l'humidité et la sécheresse, soit de l'air, soit des pays que l'on habite, les influences que le corps reçoit de certaines professions et beaucoup d'autres circonstances analogues rendent nécessaire une espèce de nourriture plutôt qu'une autre. Il serait trop long de traiter chacun de ces objets en particulier, nous dirons seulement que, quels que soient la saison, le climat, la position, la profession etc., l'influence de l'humidité étant toujours affaiblissante, il faudra user d'un régime plus tonique, plus forti-fiant, plus restaurant pendant la chaleur et le froid humides, dans un pays ou dans une profession qui soumet le corps à une humidité continuelle, que dans les circonstances opposées. Au contraire par un tems sec, dans un lieu élevé et bien aéré, le corps conserve toutes ses forces et les alimens

n'ont pas besoin d'être aussi substantiels.

Quant aux habitudes qu'ont certaines
personnes de manger des alimens qui ,
d'après les règles que nous établissons ,
pourraient leur paraître nuisibles, nous
n'en parlerons que pour les rassurer
sur les dangers qu'elles en redouteraient.
L'habitude , cette seconde nature , suivant l'expression populaire, dont les
lois sont souvent plus impérieuses que
la nature même, a des effets si puissans qu'on les voit se produire contre
toutes les probabilités et se continuer
sans danger malgré toutes les apparen-
ces. C'est ainsi que l'on trouve des
hommes forts , s'exerçant beaucoup,
pendant l'hiver, et dans un climat froid,
se nourrir de mauvais pain , et de quelques fruits secs; tandis que , dans des
circonstances tout opposées , on rencontre quelquefois des hommes bilieux
qui ne peuvent supporter des végétaux
frais et des fruits rafraîchissans. Ce sont,
dira-t-on , des exceptions; mais il fallait
en faire mention, afin que l'on ne s'en
servît pas comme d'exemples propres à
repousser nos règles. Ajoutons, au surplus , que l'effet de l'habitude étant de

rendre les organes plus aptes à certains actes, il faut respecter ces aptitudes quand
elles existent. C'est ainsi que l'habitude
rend à la fin nécessaires des impressions
qu'elle seule a pu rendre supportables,
et que non-seulement on s'habitue à
des alimens malsains, mais qu'il serait
souvent dangereux de les quitter trop
vite pour un meilleur régime. C'est
aussi pour cela que l'on réussirait mal à
changer le régime d'un robuste paysan
qui ne mange que du pain grossier et
quelques alimens indigestes auxquels
ses organes sont façonnés, pour des potages délicats, du pain léger et la nourriture recherchée qui couvre les tables
somptueuses, tandis que le changement
opposé ne pourrait être supporté par
les personnes habituées à ne vivre que
des produits de nos cuisines. En un
mot, il ne faut s'écarter que le moins
possible, et seulement avec précaution
des habitudes contractées sous le rapport de la quantité, ou de la qualité des
alimens.

—

CHOIX DES ALIMENS SUIVANT LES MALADIES.

Un médecin célèbre avait remarqué qu'après le carême certaines maladies étaient notablement diminuées, tandis qu'elles s'aggravaient après Pâques, aussitôt que le malade se remettait à l'usage de la viande. Ce fait suffit pour prouver la puissante influence que le choix de la nourriture peut avoir sur les maladies. On sait d'ailleurs qu'un grand nombre d'affections graves proviennent d'écarts de régimes, et que la diète est le meilleur remède de ces maux, comme, au reste, de beaucoup d'autres, et il est facile d'expliquer dès-lors comment des alimens choisis convenablement peuvent devenir de puissans moyens de guérison. Lorsqu'un marin, dit M. Virey, nourri pendant une longue navigation de chairs salées et à demi pourries, débarque, rongé de scorbut et mourant, sur les heureux rivages de l'Inde, s'il y implore les fruits, les végétaux frais, bientôt il se lève rayonnant de santé et de joie dans sa convalescence.

Mais quelque importans que soient les principes qui doivent diriger le choix des alimens dans l'état de maladie, on ne peut pas s'attendre à trouver ici des détails qui seraient un empiétement sur le domaine de la médecine; nous indiquerons seulement quelques règles générales pour empêcher un mauvais emploi des alimens, bien plutôt que pour faire connaître les préceptes applicables à chaque maladie, lesquels ne peuvent être bien établis que par le médecin.

Le principal régime et le plus essentiel de l'état maladif, c'est l'abstinence de tout aliment. Au début de toutes les maladies la diète est indiquée par la nature, puisque l'appétit manque presque toujours quand un dérangement quelconque dans la santé se déclare. Ce n'est pas seulement une précaution propre à préparer le corps au traitement qu'il faudra suivre, c'est aussi un remède qui, très-souvent, suffit pour arrêter subitement l'explosion d'une foule d'accidens qui, bien que légers en apparence, deviennent des maux graves si l'on remplit imprudemment l'estomac d'alimens. D'ailleurs, l'abstinence, que l'on supporte si difficilement dans l'état de santé, peut être soutenue pendant long-tems sans amener de faiblesse aussitôt qu'il y a maladie. Mais comme la privation d'alimens ne suspend pas entièrement la nutrition, qu'elle la rend seulement moins active, il y a de toute nécessité amaigrissement, parce qu'alors la graisse déposée hors des vaisseaux entre dans le torrent de la circulation et sert d'aliment.

Il ne serait pas possible de fixer d'une manière générale le tems où l'on doit commencer à prendre des alimens. Dans les maladies aiguës et violentes, on ne doit commencer à manger que quand elles sont terminées, que le malade est en convalescence, mais ce tems n'est pas aussi facile à déterminer qu'on le croit communément. Il arrive souvent que par un sentiment de bien-être que le convalescent s'exagère, par une sensation de faim à laquelle il se confie trop, il demande et obtient des alimens qui sont bientôt la cause du retour plus dangereux que la première fois, d'une affection prête à finir si l'on avait su attendre encore. Ce qu'il faut bien se persuader, c'est qu'il n'y a point d'inconvénient à prolonger la diète, et qu'il y a souvent beaucoup de danger à nourrir trop tôt. Plus la maladie a été grave et plus on doit être prudent à cet égard. Il faut surtout être plus sévère quand la maladie avait son siége dans l'estomac et les intestins.

On doit prendre autant de précautions pour la quantité de nourriture. Tant que la maladie est forte, se borner à une simple boisson nourrissante, et lorsque l'on passe aux alimens solides, en laisser prendre d'autant moins à la fois que la maladie à été plus grave et que la diète a été soutenue plus long-tems. C'est principalement d'après l'état des forces et la facilité des digestions qu'il faut régler la quantité d'alimens, et il vaut mieux, en général, rester en-deçà du besoin que de le dépasser. Mais on doit avoir égard aux habitudes du malade et le nourrir davantage, si, dans l'état de santé, il avait coutume de manger beaucoup.

Sous le rapport de la qualité des alimens, l'habitude doit aussi être prise en considération. On ne donnera que des végétaux au malade qui, en santé, était soumis exclusivement au régime végétal; chez celui-là, il pourrait devenir dangereux, sous prétexte de le restaurer plus promptement, de lui donner du bouillon gras et des viandes. Au contraire, on risquerait de ne pas réparer suffisamment les forces d'un malade qui ne vivait que de viande, en le tenant trop long-tems aux végétaux. Mais on conçoit qu'une semblable règle est subordonnée à la nature, à la gravité de la maladie, à l'âge, à la saison, etc.

Ce qui est surtout important lorsqu'il faut choisir le régime d'un malade, c'est la qualité nutritive des alimens. Comme on sent le besoin de restaurer promptement, sans fatiguer les organes, on doit choisir les substances les plus nourrissantes, sans oublier que le plus souvent elles ont besoin d'être douces; de sorte que, tout en donnant la préférence aux alimens qui renferment le plus de matière nutritive, il vaudra mieux les prendre parmi les végétaux que parmi les animaux. Il serait imprudent, dans le but de nourrir beaucoup et vite, de donner d'abord du bœuf ou du mouton rôti ; il est bien plus avantageux de commencer par des fécules , et de passer aux viandes blanches. Il est cependant une circonstance où il peut être avantageux, dans les maladies , de faire prendre des alimens peu nourrissans et dont par conséquent on peut manger davantage : c'est quand , connaissant l'intempérance d'un malade , on pense qu'il mangera un trop grand volume d'alimens, malgré les défenses qu'on lui en fait : dans ce cas il faut conseiller ceux qui donnent moins de nourriture.

Enfin , les propriétés des alimens , ou l'impression qu'ils produisent sur le corps par leurs qualités, doivent être consultées avant de choisir ceux qui conviennent aux malades, et ce choix doit être réglé d'après la nature des maladies. Ainsi, dans toutes celles où il y a eu, et surtout où il y a encore irritation , chaleur, fièvre, inflammation , et tout autre symptôme d'excitation vitale, c'est aux substances adoucissantes, aux alimens doux , page 160 , qu'il faut recourir, n'y joindre des toniques qu'en petite proportion et avec précaution, et bannir tout-à-fait les excitans.

Dans les affections qui ne sont point accompagnées d'irritation, ou qui en ont peu, dont le siége n'est point dans les organes de la digestion, et où il y a faiblesse, les alimens toniques, page 162, méritent la préférence principalement lorsque la durée en est longue. Enfin, les alimens excitans, page 163, qui seraient si dangereux dans les inflammations, les hémorrhagies avec fièvre, et autres maladies irritatives, peuvent être utiles quand il y a beaucoup de faiblesse, de pâleur, d'enflure, sans irritation, dans certaines fièvres, le scorbut, les scrofules, etc.

Au surplus, il est une règle qui ne trompe pas dans le choix des alimens : c'est l'effet qu'ils produisent. Si l'on voit les forces se relever, le corps prendre de l'embonpoint, qu'après le repas il n'y ait point de chaleur, d'embarras, on peut croire que le régime est bon et en continuer l'usage. Mais si le corps reste maigre, faible, que la digestion soit longue, pénible, accompagnée d'une petite fièvre, ou la maladie n'est pas terminée, et alors il faut diminuer la quantité d'alimens, ou ceux que l'on prend sont nuisibles, et il faut en choisir d'autres.

Il importe aussi d'examiner si la faiblesse qui engage à donner des alimens et à les choisir nourrissans, est bien réelle, car, si cette faiblesse n'était qu'apparente, et qu'elle dépendît, soit d'une abondance de sang, soit d'une maladie cachée, on conçoit que plus les alimens seraient abondans et restaurans, plus ils augmenteraient l'état que l'on aurait intention de combattre.

Quand la faiblesse est réelle, et si grande que la digestion ne peut s'opérer, il serait encore fort dangereux de donner des alimens qui deviendraient, dans l'estomac, comme des corps étrangers bien plus capables, en le fatiguant, d'augmenter la faiblesse et de préparer des rechutes que de restaurer : c'est à cette disposition que sont dûs les nombreux accidens qui arrivent aux gens du peuple, qu'un funeste aveuglement porte à vouloir réparer, au moyen d'une nourriture abondante, des forces qu'auraient relevées, avec promptitude, quelques alimens légers, et en petite quantité, si l'on avait pris la précaution de préparer les organes à les recevoir.

Enfin, faudra-t-il obéir au caprice des malades lorsqu'ils désireront manger, soit un aliment bizarre et indigeste, soit seulement une substance qui, par ses qualités, paraît devoir nuire dans les circonstances où ils se trouvent? A cet égard, on a donné beaucoup trop de confiance au discernement de l'instinct qni commande ces désirs singuliers. On cite des exemples où ils ont réussi; on devrait se borner à dire qu'ils n'ont point produit d'accidens, et s'en étonner. Mais est-il prudent de conseiller, comme utile, une chose que l'on est surpris de n'avoir pas vue nuire? Quand une maladie est bien guérie, que la convalescence est franche, l'appétit est vrai et l'estomac ne demande alors que des alimens restaurans et sains, parce qu'il n'est besoin que de réparation et de force. Mais lorsque ce sont des substances indigestes que l'appétit appelle, on ne doit voir dans un pareil désir qu'une erreur de la sensibilité; si dans ce cas il est nécessaire de nourrir, ce qui est au moins douteux, et que l'estomac demande, du lard cru, par exemple, ou du poisson salé, nous conseillons de répondre à cette sollicitation avec un bon potage et une aile de poulet rôti; et quand, de cette manière, *l'instinct* ne serait pas satisfait, on pourra toujours espérer de le tromper à l'avantage de la santé.

Bien que tout ce qui précède se rapporte surtout aux maladies aiguës, il n'est aucun de ces conseils qui ne puisse s'appliquer aux maladies chroniques. Dans ces dernières, le régime est encore plus important : souvent même, le choix des alimens en constitue tout le traitement; dans tous les cas, ils en forment la partie principale. On conçoit, en effet, que dans ces maladies où des dérangemens organiques se sont établis lentement, et ont, à la longue, altéré la constitution, on guérira bien plus sûrement avec des alimens qui vont porter doucement leurs impressions jusque dans la profondeur des organes, qu'ils nourrissent en définitive, qu'avec des médicamens dont l'action plus forte, mais fugitive, produit des effets qui ne sont pas assez durables.

Il est rare, d'ailleurs, que l'on

puisse s'abstenir de manger dans les maladies longues, parce qu'il faut soutenir les forces, non-seulement pour entretenir la vie, mais afin de lui donner l'énergie dont elle a besoin pour combattre la maladie. D'un autre côté, il faut bien prendre garde de trop nourrir; il en résulterait, après chaque repas, une petite fièvre artificielle, dont l'effet constant serait d'exalter la maladie et de lui donner une marche plus promptement fâcheuse. Il suit de là que, même quand les alimens sont bien choisis, ils pourraient nuire si la quantité n'en était pas bien réglée, et, à quelques exceptions près, il y aura toujours plus d'avantage à manger moins que trop, parce que le maladies chroniques étant due-, le plus ordinairement, à des irritations, une alimentation qui reste au-dessous du besoin est un moyen salutaire. Par le même motif, ce sont presque toujours les alimens doux qui seront les plus utiles.

Enfin, il ne faut point oublier que les alimens ne peuvent produire de changemens avantageux qu'en employant long-tems ceux que l'on a choisis, et qu'une grande persévérance dans un régime quelconque peut seule en assurer le succès.

Il est au surplus des alimens dont les effets sont plus constamment utiles dans certaines maladies. C'est ainsi que dans les affections de poitrine on doit user exclusivement de lait et de fécule ; que dans les maladies bilieuses, inflammatoires, les dispositions à l'apoplexie et dans les hémorrhagies, les fruits rouges, l'oseille, tous les rafraîchissans, sont avantageux ; que les toniques, les fortifians, les bonnes viandes sont en usage dans les scrofules ; enfin, que les excitans, tels que le chou, le navet, le cresson, le raifort et autres semblables sont donnés avec succès dans les affections scorbutiques.

DE L'ORDRE À SUIVRE DANS LE CHOIX DES ALIMENS APRÈS LES MALADIES, OU DU RÉGIME ALIMENTAIRE DE LA CONVALESCENCE.

Pour compléter ce qui concerne le choix des alimens, nous allons indiquer l'ordre dans lequel il faut les prendre pour passer des plus légers et des plus faciles à digérer à ceux qui le sont moins, et aux plus indigestes. Cette sorte d'échelle sera comme le résumé de tout ce que nous avons dit précédemment, des qualités des substances que nous avons passées en revue.

Dans une maladie très-violente, et surtout dans les inflammations de l'estomac, le médecin a soin de choisir une tisane si légère qu'elle ne puisse nullement nourrir. Quand il y a un peu de diminution, il ne craint pas de rendre la boisson un peu substantielle, il permet une légère eau d'orge, de gruau, ou de gomme; il fait faire ensuite une eau d'orge plus forte; même de l'eau panée; ce doit être la première nourriture. Viennent ensuite les bouillons de viande blanche, de veau, de grenouille, de poulet que l'on commence par épaissir avec une petite quantité de crème de riz ou d'orge, de fécule de pomme de terre; enfin, l'on permet du lait, qu'il faut donner avec précaution, parce qu'il ne réussit pas toujours bien; souvent il passe mieux lorsqu'on y a fait cuire un peu de fécule.

On peut arriver ensuite aux véritables
potages que l'on fait d'abord fort clairs,
en choisissant les fécules les plus légères, comme celles que nous venons
de citer, et le sagou, le salep, le tapioca, la farine de châtaigne ; on peut,
après celles-là, y faire entrer la farine
de blé, puis la semoule, le vermicelle
et enfin le pain, en commençant par
celui de gruau.

Tous ces potages doivent être faits avec
du lait ou de l'eau, et une petite quantité
de beurre bien frais que l'on chauffe
peu ; enfin, avec les bouillons de viandes
blanches dont nous venons de parler.
On peut aussi y ajouter du sucre, car
on ne doit pas craindre de prodiguer
le sucre comme assaisonnement des
alimens doux que l'on donne aux convalescens.

On s'étonnera, sans doute, que
nous n'ayons pas encore indiqué le
bouillon gras qui est généralement re-
gardé comme le premier aliment des
convalescens ; mais nous pensons
qu'on ne saurait trop en reculer l'u-
sage. C'est à tort que l'on croit le bouillon restaurant. Nous avons expliqué
ailleurs qu'il contient l'extrait de la

viande, c'est-à-dire la partie la plus excitante : il peut bien, en réveillant l'action vitale, produire une chaleur générale, et une sorte d'exaltation ressemblant à de la force ; mais au fond il ne contient rien de vraiment nourrissant, il n'agit qu'à la manière des excitans ; il échauffe et ne restaure pas, il produit un moment de vigueur qui s'éteint bientôt. Il faut, si l'on veut que cette force soit durable, ajouter une fécule au bouillon. C'est d'ailleurs un moyen de modérer l'excitation qu'il produit, en sorte qu'un potage au gras, en nourrissant plus, est moins échauffant qu'un simple bouillon, et par ce double motif, convient mieux aux convalescens.

On conçoit, d'après cela, qu'on pourrait donner, avant le bouillon gras, des gelées de viandes qui, contenant plus de gélatine et moins d'extrait, fournissent une nourriture douce et peu excitante.

On peut aussi commencer à donner du pain, en petite quantité d'abord, et en choisissant celui de gruau, cuit depuis au moins environ douze heures.

Lorsque le pain est digéré sans inconvénient, on peut passer à des alimens proprement dits. On a recours alors aux plus doux et aux plus légers, mais en préférant les végétaux, si l'on veut nourrir faiblement. Ainsi l'on pourra choisir, selon la saison ou le goût, entre les épinards, la laitue et la chicorée cuites, les cardons, les salsifis, les navets, les asperges, les artichaux, les haricots et les pois verts, ainsi que les très-jeunes fèves en les débarrassant de leur robe. On pourra aussi donner des lentilles, des pois et des haricots secs, mais toujours à l'état de purée, et à plus forte raison des pommes de terre qui sont plus douces et non moins nourrissantes.

Il est presque superflu d'avertir que tous ces alimens doivent être préparés avec des assaisonnemens doux, au lait, au beurre frais, et très-rarement au gras. Il en est beaucoup auxquels on peut ajouter de l'oseille pour assaisonnement ; on peut même la manger seule sans inconvénient, si elle n'est pas trop acide, ou si on l'adoucit par du lait, un peu de jaune d'œuf, etc.

Les fruits cuits doivent être placés sur la même ligne que tous ces alimens. On doit toujours commencer par les moins acides, et les adoucir avec du sucre.

En même tems que les alimens qui viennent d'être nommés, on permettra des poissons légers tels que les éperlans, les goujons, le merlan, la limande, la sole et même la perche, mais en ayant soin de ne faire manger frits que les gros, comme le merlan, afin que l'on puisse en prendre la chair intérieure placée sous la couche de friture, qu'il faut rejeter.

La première viande que l'on doit donner est celle du poulet ; on pourrait aussi manger des cuisses de grenouilles, et même du lapereau et du perdreau.

On passera ensuite aux poissons à chair un peu consistante, comme le rouget, le carrelet, la barbue, le brochet, la carpe maigre et même le turbot.

L'agneau et le chevreau sont fort légers ; mais comme ce sont des viandes peu faites, il faut que l'estomac soit déjà exercé pour les bien digérer ; c'est pourquoi nous ne les avons pas conseillées plus tôt. Il en est de même des ris, de la fraise de veau, et surtout du veau, sur l'usage duquel on doit être très-réservé dans les convalescences, qu'il pourrait retarder par des dévoiemens fàcheux.

Les huitres fraîches peuvent être mangées en même tems, ou même avant le poulet : c'est alors aussi que l'on peut donner des œufs, en ne laissant manger que peu de blanc, et jamais sans être mêlé au jaune avant la cuisson. Ce qu'on appelle *l'œuf au lait* est, pour les convalescens, la meilleure préparation de cet aliment.

On conçoit qu'après avoir pu manger impunément tout ce que nous venons de nommer, on ne doit pas craindre le mouton, le chevreuil qui est le plus sain de tous les gibiers, et même le bœuf rôti. Cependant si l'on redoute une nourriture aussi substantielle, on pourra y préparer par des poissons plus nourrissans que les précédens, comme la truite, la lotte, l'alose, ainsi que par le lapin, le pigeonneau, le jeune canard, les cervelles, les moules, et même le chapon, la poule, le dindon et le coq avant qu'il soit vieux.

Enfin, quand on aura mangé du canard, du pigeon, de la poularde, de l'oie, des ortolans, des grives, des becfigues, des bécassines, ou de plus gros gibiers comme la bécasse, la caille, la perdrix, le faisant, le lièvre, ou des poissons tels que l'anguille, le maquereau, le saumon, la morue, la raie, l'esturgeon, le thon, le hareng frais, on ne devra plus redouter les alimens les plus échauffans ou les plus indigestes, et c'est alors seulement qu'il n'y aura pas plus d'inconvénient que dans l'état de santé à user des pâtisseries, des charcuteries, du boudin, du foie, des viandes crues, des anchois, des harengs saurs, des homards, des écrevisses, des champignons, des choux, des ognons, des truffes, et des végétaux crus comme les salades, le celeri, les radis, le cresson, etc., etc.

Nous n'étendrons pas plus loin cette liste ; et quant aux alimens que nous avons omis d'y placer, on pourra, en se reportant à ce que nous en avons dit précédemment, les y ranger en raison de leurs qualités. On conçoit aussi que l'ordre suivi pour arriver des alimens les plus simples, les plus légers, les moins nourrissans, à ceux qui ont des qualités tout opposées, n'est pas tellement absolu qu'on ne puisse l'intervertir dans quelques parties. Il est même quelquefois nécessaire de passer subitement à des mets qui, dans cette énumération, ne se trouvent qu'après beaucoup d'autres ; mais l'ordre que nous conseillons n'en restera pas moins le meilleur, et il ne faudra s'en écarter que par exception, quand on y sera forcé par des habitudes acquises, ou des dispositions particulières soit de tempéramment, soit de maladies.

FIN.

TABLE ALPHABÉTIQUE

DES ALIMENS.

—

TABLE

DES MATIÈRES.

—

PREMIÈRE CLASSE.

DEUXIÈME CLASSE.

FIN DE LA TABLE.

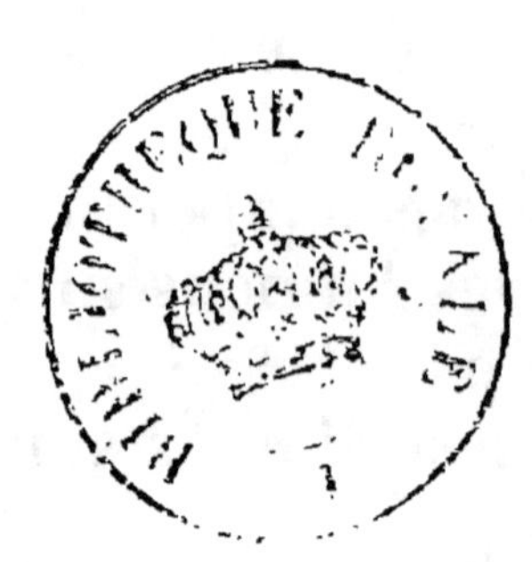